認知症の脳もよみがえる頭の体操

10万人が実践！

川島隆太
東北大学加齢医学研究所 所長／脳科学者

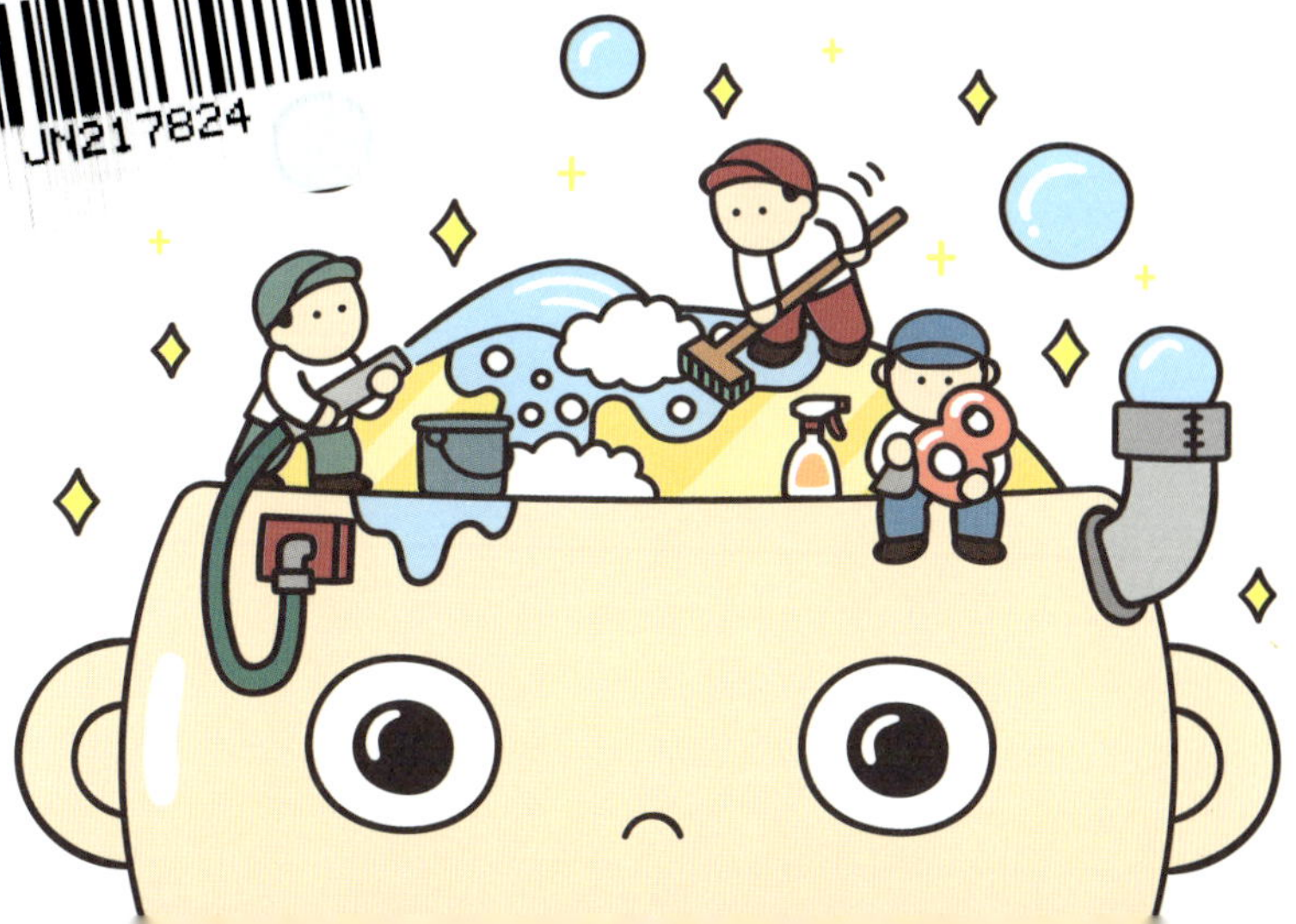

アチーブメント出版

はじめに

「学習」が脳に奇跡を呼び起こした

テレビで見かける有名人の名前が出てこない。

昨日の晩ごはん、食べたメニューが思い出せない。

友達と観劇に行ったはずなのに、まったくもって記憶がない。

50代を迎えたころから少しずつ、でも確実に増えてきた「もの忘れ」。本書を手にしてくださった皆さんも「仕方ない」と割り切ろうとする一方、年々ひどくなっていくのを自覚しながら、ただ放っておくのも不安に感じていることと思います。

今、**最もなりたくない病気は、がんよりも認知症**という声を耳にします。

認知症とは、脳の細胞が死んだり、働きが悪くなることで起こる病気です。症状は直近の自分の行為のもの忘れに始まり、判断、感情表現、時間の管理などが段階を追って難しくなり、自分のまわりの現実をどんどん認識できなくなっていきます。

どうして、たくさんの人が認知症になることを恐れるようになったか。

たとえ初期の段階で見つかっても、**完治できる治療法がない「なったら終わり」の病気と思われていた**からです。

……思われて「いた」？　はい。過去形です。書き間違いではありません。

近年、薬などを使わずに、**認知症の症状を劇的に改善させる非薬物療法**が登場し、認知症患者とご家族にとっての希望の光となっています。非薬物療法と呼ばれるものはいくつかありますが、なかでも私たちが進めているのが「学習療法」です。

学習療法の開発は、私「脳トレ」でおなじみの東北大学・川島隆太と、くもん教育研究会の学習療法センターの共同研究の成果として2001年から始まりました。

2011年には日本を離れ、アメリカでも実証実験を行い、学習する患者の人種や言語によらず同じ改善効果があることも証明されています。現在では、毎日1万5000人以上が取り組んでおり、ありがたいことに世界からも注目を集めているのです。

薬に勝る「学習療法」の驚くべき効果

では、症状の進行を薬で遅らせるほかに手はない、と思われていた認知症に対して薬を使わない「学習療法」が、実際にどのような効果を発揮してきたのでしょうか。

- 家族の顔をきちんと認識できるようになった
- まったくの無表情だった人が「笑顔」を見せるようになった
- オムツが必要だった人が自発的にトイレに行くようになり、オムツが取れた
- 人に関心を示さなかった人が、みずから周囲の人に話しかけるようになった
- 介助なしで、1人で着替えができるようになった
- 「昨日は本屋に行って雑誌を買った」という時間と空間を特定した記憶が戻った
- 生活全般に意欲が出て、レクリエーションやリハビリに参加するようになった
- しばらく遠ざかっていた趣味に、また取り組むようになった
- 会話が通じるようになった
- 過去の記憶が鮮明によみがえり、子ども時代や仕事をしていたときの話をするよう

学習が脳の老化を防止、認知症を改善！

下の図は、仙台市と東北大学が共同で行った、かんたんな計算と音読で
脳機能の保持と認知症改善を実現するという研究の結果を示すもの。
6ヵ月間の学習が脳機能を向上させたことがわかる。

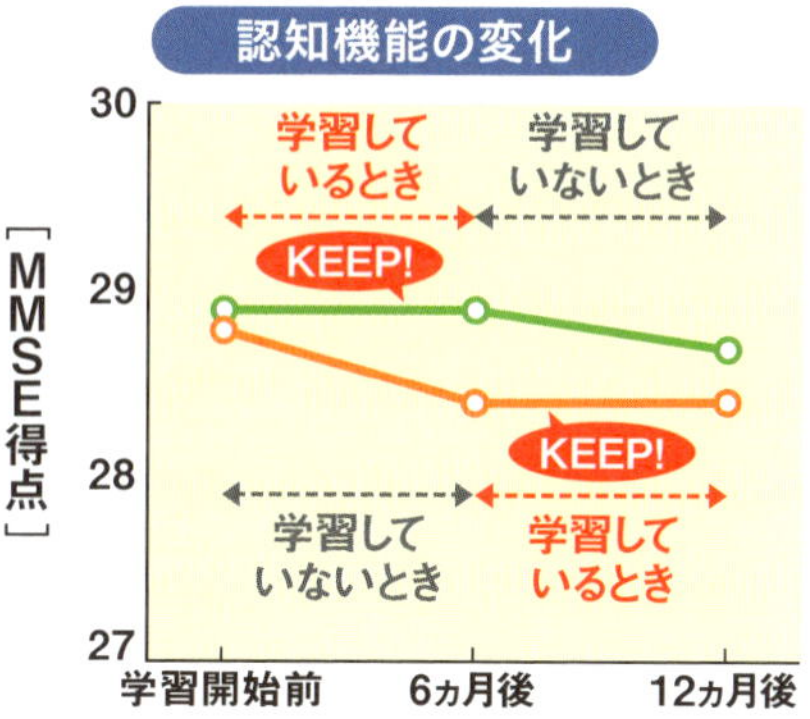

MMSE：理解する力や判断する力などの認知力を調べるテスト

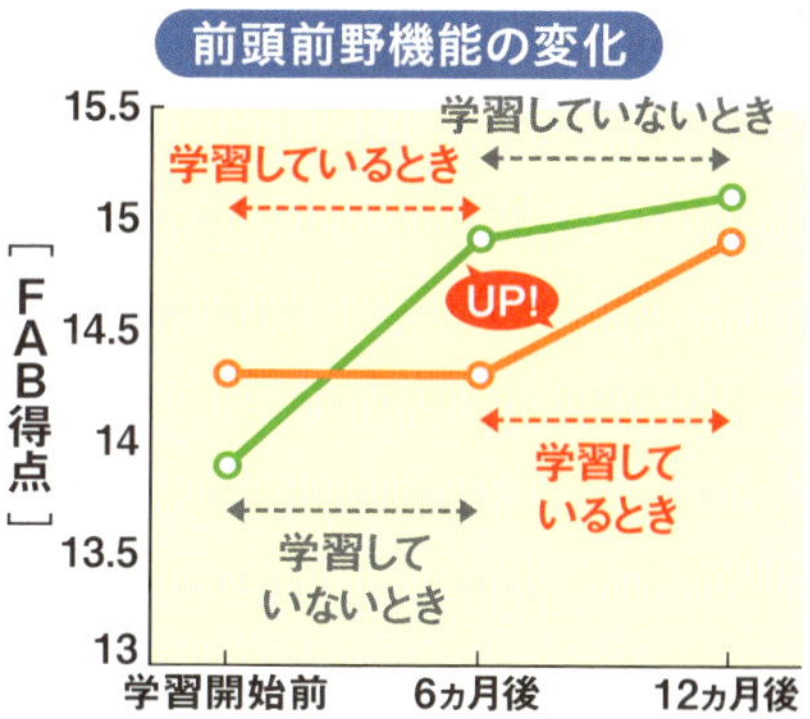

FAB：言葉をつくり出す力や行動を制御・抑制する力などの前頭葉機能を調べるテスト

になった

これらは、改善例の一部ですが、学習者たちに起こった変化が、直接的に生活の質の向上につながっていることを感じとっていただけるでしょう。

「学習療法」の力は、ランダム化比較対象試験による数値でも、証明されています。認知症高齢者を、最初の半年に学習した群（緑＝51名・平均年齢75・2歳）と最初の半年は学習しなかった群（黄＝47名・平均年齢75・6歳）に分けて、学習開始前と後に2種類の脳の機能検査を行ったところ、上の図の通り、学習療法を行った群はどちらの検査でも数値が改善されていたのです。

ところで「学習療法」って、どんなもの？

すごい効果を出しているというし、大学教授がつくったっていうし、そもそも「学習」なんて言葉がついているくらいだから、なんだか小難しいことをするんじゃないの……？　とお思いでしょうか。

ところがどっこい。脳科学の研究から、難しいことをしても脳はあまり働かないということがわかっています。だから**「学習療法」で実際に行うことは、単純作業の繰り返し**です。

例えば「8＋1」や「5－2」といった1ケタ台の計算や、「ぞう」「たぬき」「花」「風」といった、かんたんな文字の暗唱や書き取り。誰かと一緒にやってもいいけれど、自宅で1人でできるものばかりです。しかも、特別長い時間をかけて取り組む必要もなく、1日10～15分で大丈夫。

思っていたよりも**ずっとかんたんで、時間もかからず、すぐに終わる。**もっとうれしいのは「学習療法」は**認知症患者の脳の機能を維持・向上することから、高齢者の認知症予防にも効果があるかもしれない**ということです。

認知症予防として「脳トレ」という言葉を聞いたことはありませんか？　脳を鍛えるトレーニング、略して脳トレ。皆さんのなかにも、過去「孫にせがまれゲームを買いました」「やってみようかとドリルを手にしたことがあります」という方も、いらっしゃるかもしれませんね。

「学習療法」で展開している理論は、実は「脳トレ」で展開している理論とまったく同じなのです。

細かな部分は第1章でお伝えしますが、数字や文字といった「記号」を使って、脳にできるだけ速く情報を処理させることで脳を鍛えて、鍛錬を日々積み重ねることで、機能の低下を防ぐという仕組みです。

運動をしないでいると、体は衰えますよね。脳にも、同じことが言えるのです。

学習が「生活」にもたらす、いい影響

かんたんな計算をしたり、文字を暗唱したりすることで「計算するのが速くなる」とか「記憶力がよくなる」といった意味で「脳が鍛えられる」というのは、想像しやすいと思います。でも……。

「今さら計算が速くなりたいわけではないから」「記憶力は取り戻したいけど、それだけで本当に認知症まで予防できるの?」といった声が、聞こえてきそうですね。

心配はご無用。

認知科学の研究から、**脳トレに全力で取り組むと計算や記憶とは直接関係ない能力までもが向上する**、ということがわかっています。かんたんに言えば、計算力や記憶力が高まると、うれしい「おまけ」がついてくる、ということ。具体的に言うと、いずれも加齢とともに増えてくる「ちょっとした生活のしづらさ」から、皆さんを解放してくれるいい影響がたくさんある、ということです。

具体例を挙げましょう。

●**感情をコントロールできるようになる＝無性にイライラすることが減る**

高齢になるとキレやすくなると言われますが、感情が抑えきれなくなることこそ、脳の衰えの初期症状と言えます。脳トレによって脳を鍛えると、突発的な感情を制御する＝がまんする力も、取り戻しやすくなります。

●**注意力や判断力、空間の認知能力が高まる＝「わからない」ことが減る**

ものの見分けや話の聞き分けと理解、また地図や人ごみで目的を見つけやすくなったり、自分の居場所を特定したりする注意力や判断力も、脳トレにより取り戻しやすくなります。社会のルールからはみ出すことが減り、トラブルに巻き込まれることが少なくなります。

●**新しいことへの興味や意欲がわいてくる＝コミュニケーションが取りやすくなる**

脳トレにより「まだ見ぬもの」への興味も生まれやすくなり、新しいことをやってのける力も芽生えてきます。

「学習」には、日常生活の質を向上させる力があるということ。学習の要素を用いた脳トレを実践することで、自立した平穏な暮らしを実現することができるのです。

100歳超でも「シャッキリ脳」で生きていこう

歳をとれば、脳も体も衰えます。誰にでも起こることであり、まぎれもない事実です。しかし、だからと言って「仕方ない」と、あきらめてもよいものでしょうか。

昨日の夕飯を「美味しい」「楽しい」と感じたのに、一晩明けたら何も覚えていない。かつては毎週のように映画館に足を運んでは、スクリーンに映し出されるドラマティックな展開に酔いしれていたのに、今となっては何を見ても何を聞いても心が震えない。文字を読むのもおっくう、誰かに会うのもめんどう、外に出るのも気が乗らない……。

残りの人生、自分のなかにある「可能性」が、1つずつ静かに扉を閉めていくような毎日を過ごしていきたいと、本当に思いますか？　心の声に、耳を傾けてみてください。

繰り返します。歳をとれば、脳も体も衰えます。

なぜ衰えるのか。使わないからです。

脳も体と同じように、日常的に使って鍛えていけば、本来の機能を取り戻そうとします。そのことは、ここまでお伝えしてきた「学習療法」で認知症患者の症状が改善してきたことで、実証済みです。衰えに歯止めをかけることができるとなったら、歳をとること自体も、前向きに考えられるようになるはずです。

長きにわたり、酸いも甘いもかみ分けて、さまざまな経験をつんできた皆さまは、それぞれにすばらしい「生きていく知恵」をおもちです。長い時間、努力をし続けせっかく手に入れたものなのだから、それらを生かして残された時間をよりゆたかに暮らしていきましょう。

そのためには、まず体はもちろん脳の機能を維持すること。

本書には、最新の脳科学の研究から導き出されたノウハウをたっぷりと詰め込みました。皆さんの想いを叶えるための、1冊です。

今日
明日

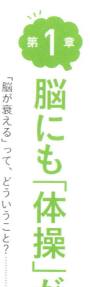

第2章 脳がシャッキリ! 頭の体操

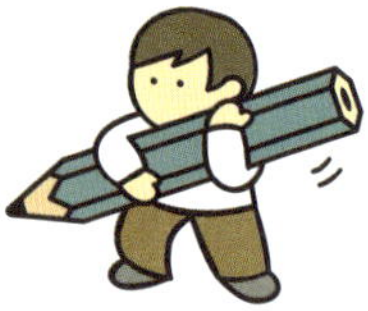

第3章 脳によい生活、脳が衰える生活

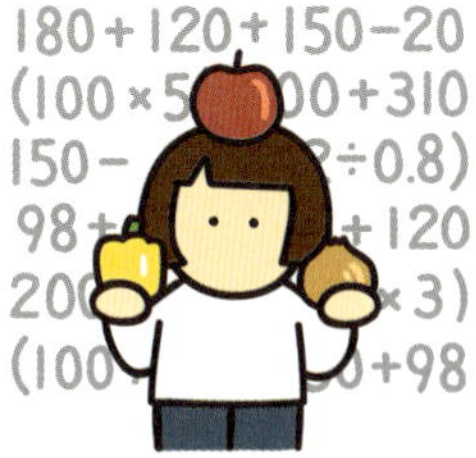

カバーに掲載しました「10万人」は、川島隆太教授の研究をもとに設立されたくもん学習療法センターにて2004～2014年の間に学習療法を実践した方々の累計人数です。

本書の使い方

今すぐ「頭の体操」を実践したいとき

➡ 時計やストップウォッチ、紙とペンを用意して第2章（P41）へ

各問題には解答欄が用意されています。
直接、書き込んでもいいのですが、毎日繰り返して行うためには
解答用紙を別に用意するか、コピーするなどして使うことをおすすめします。
脳を鍛えるためには「正解・不正解」より「速さ」を意識することが、大切です。
必ず、時計やストップウォッチを手元において、始めましょう。

「頭の体操」が必要な理由など概論を知りたいとき

➡ 脳が衰える理由や、
脳トレで脳のどこが鍛えられるのかがわかる第１章（P17）へ

日々の生活で実践できる「頭の体操」を知りたいとき

➡ 脳にいい生活習慣のつくり方がわかる第3章（P101）へ

第1章

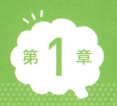

脳にも「体操」が必要な理由

加齢とともに脳が衰える理由や歯止めをかけるコツを、
イラストや図解を交えて、わかりやすくお伝えします。

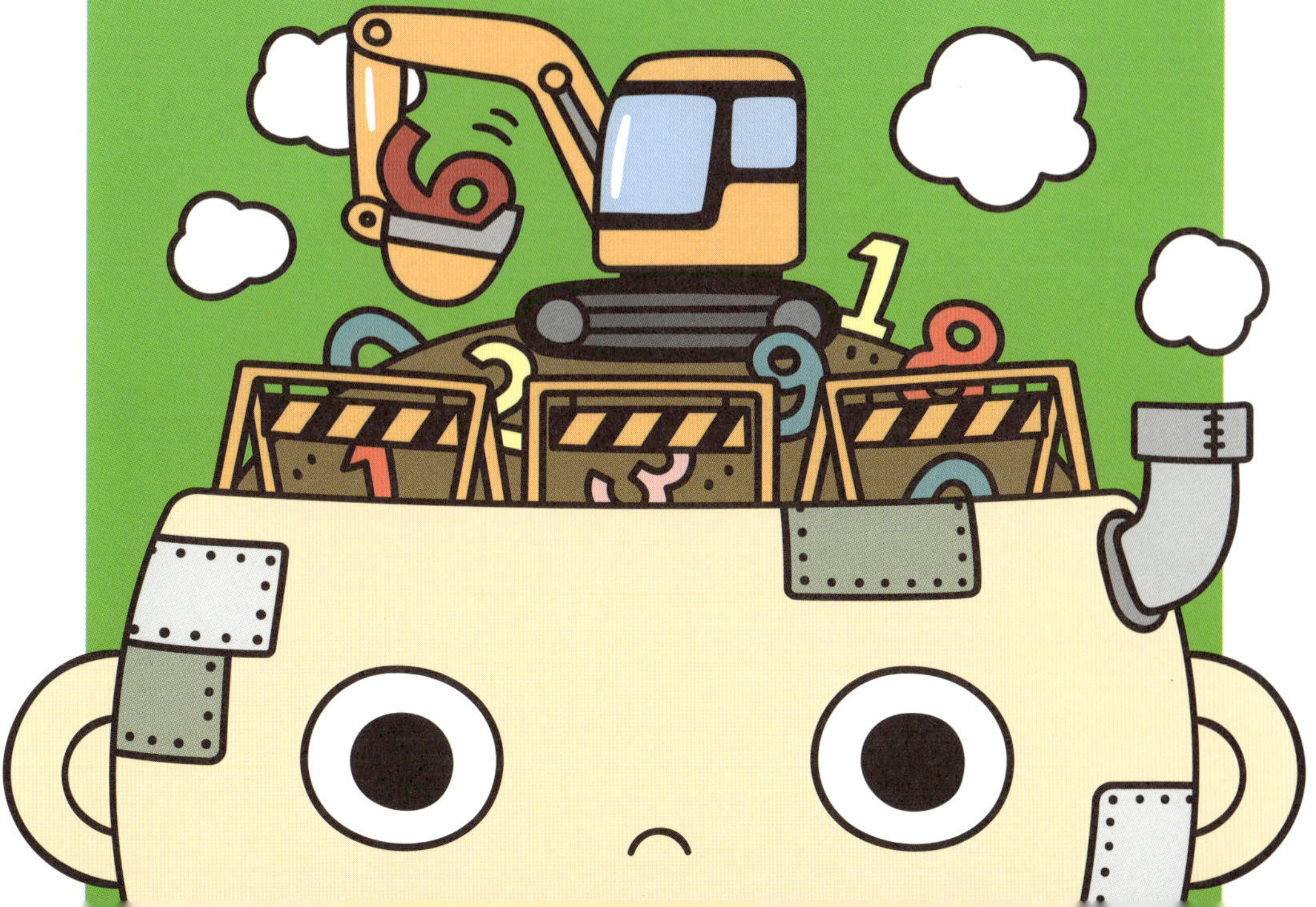

「脳が衰える」って、どういうこと？

脳には、たくさんの機能が備わっています。記憶したり、聞いたり話したり、注意を向けたり、分析したり、寒さ・暑さを感じたり、体を動かしたり……。意識の有無に関係なく、人間が生きていく上で必要になること、すべての司令塔が、脳です。

脳の仕組みもとても複雑。ですから、わかりやすさを優先するために、まず「脳」を「コンピューター」に置き換えて考えていきましょう。

一般的に**「すばらしい」と評価されるコンピューターには、2つの共通点があります。1つは、計算が速いこと。もう1つは、作業領域が大きいこと**です。

計算は「情報処理」と、言い換えることができます。外部から取り込んだ情報を、脳内ですばやく対処する力です。「作業領域」という言葉がピンとこないという方は、情報を処理するための「作業机」だと考えてください。

早速、話を戻しますが、**私たちの脳に対してもまったく同じことが言えます。**計算が速くて、滞りのない作業をする脳こそすばらしい脳＝衰え知らずの脳、ということです。

脳の作業領域＝机が小さくなるのが老化

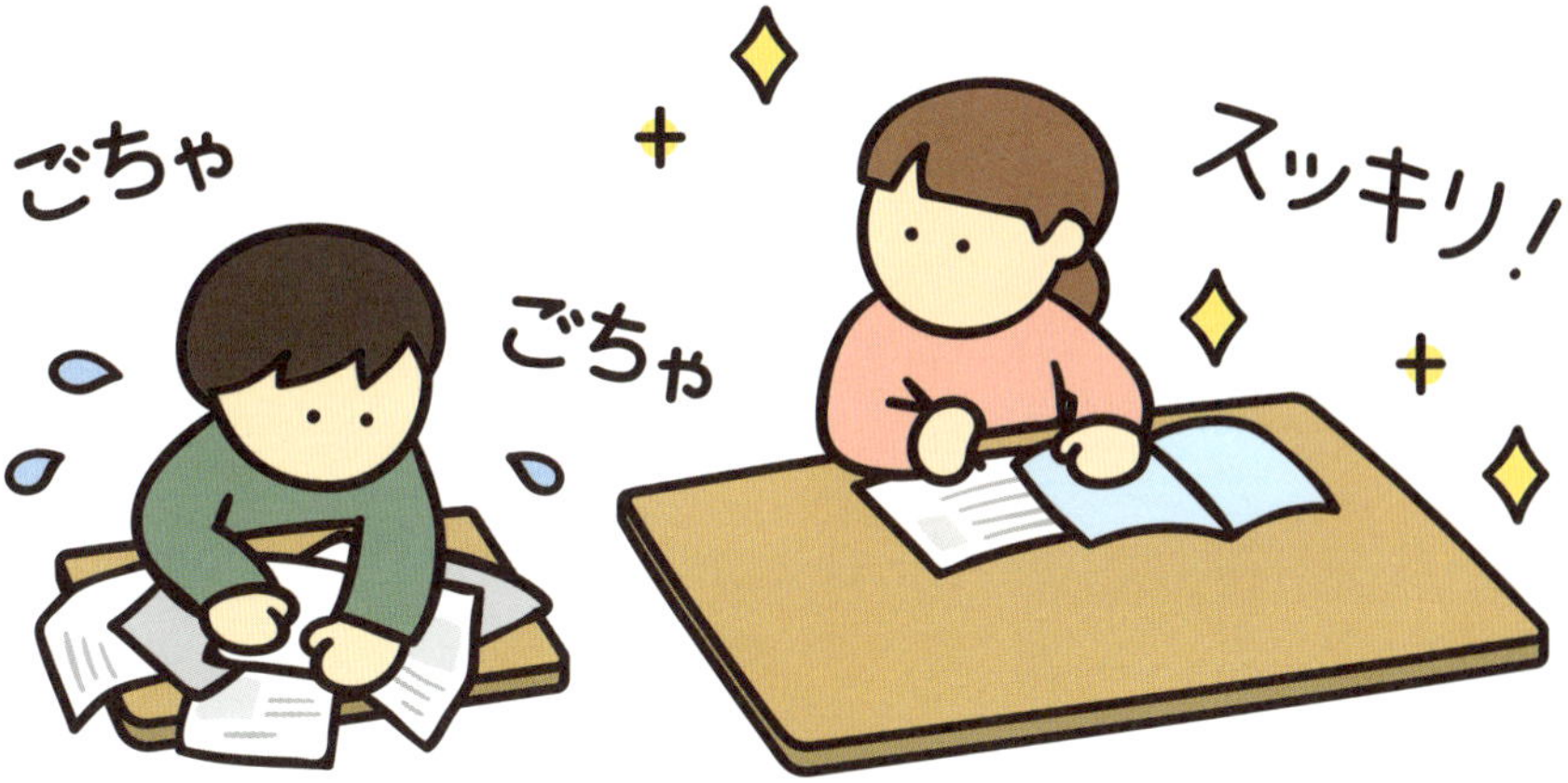

若いころはみんな、広い作業机をもっています。資料をいくつも並べて、作業をすいすい進めることができます。しかし、歳を重ねるにつれて机はどんどん小さくなります。ノートを広げただけで埋まってしまうほど小さな机では、作業はなかなか進みません。計算速度も落ちてきているのだから、そもそも作業する気力すら湧いてこないでしょう。

脳には、この「作業机の上で、さまざまな情報を処理する働き」を担っている場所があります。「前頭葉」にある「前頭前野」と呼ばれる場所です。つまり、私たちが「脳が衰える」と言っているのは、実は「前頭前野の働きが衰える」ということだったのです。

脳の「前頭前野」って、何？

「前頭葉」や「前頭前野」という専門用語が出てきました。かんたんに脳の基礎知識をお伝えしておきましょう。

脳は、1つのかたまりではありません。大きくは大脳、小脳、脳幹の3つに分かれています。そして、脳全体の約80％の重さを占めているのが大脳です。

大脳は「前頭葉」「頭頂葉」「側頭葉」「後頭葉」の計4つの領域に分かれており、それぞれに違う働きをしています。

このうちの前頭葉の大部分を占めているのが、「前頭前野」です。

イラストを見てもわかる通り、前頭前野の領域は他と比べてかなり大きいです。大きさと役割の重要度は比例していて、**前頭前野が担う働きは、人間が人間らしくあるために必要な、次元の高い機能ばかり**です。

- **考える**
- **衝動的な行動（暴力など）をがまんする**

人間らしさを司るのが「前頭前野」

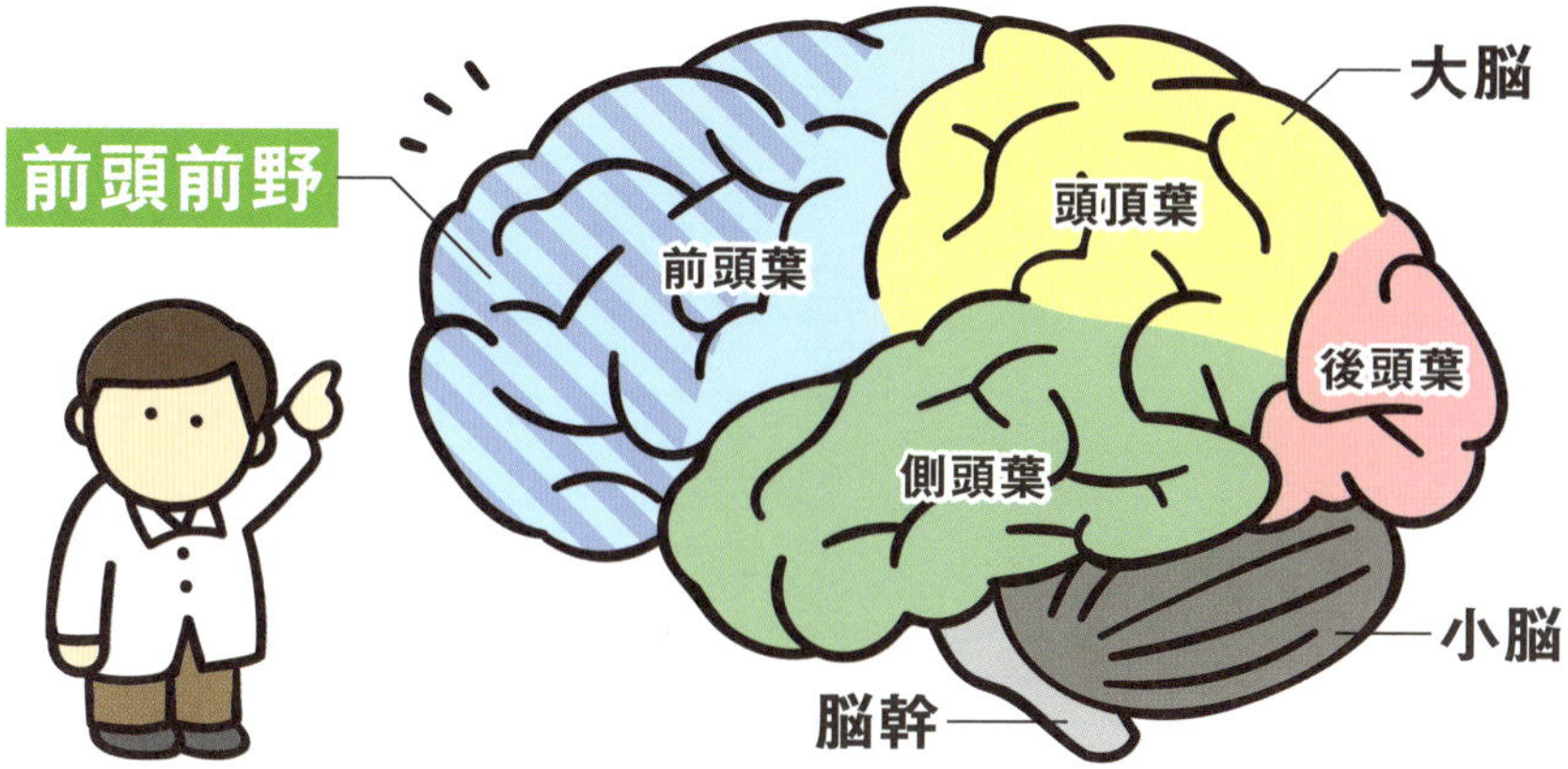

●衝動的な気持ち（怒りなど）をがまんする
●人と対話する
●新しいことを記憶したり、昔を思い出したりする
●意識や注意を集中する
●意識や注意を分散する
●やる気を出す

前頭前野が衰えるということは、ここに挙げた働きがすべて衰えるということ。考える力が弱まり、衝動を抑えきれずトラブルに発展したり、人とコミュニケーションをとるのがめんどうになったり……。いわゆる「老化現象」に、当てはまります。

衰えるのは……「使わない」から！

歳をとることで衰えるものといえば、脳よりも先に体が思い浮かぶと思います。筋肉や骨の量が減少する側面もたしかにありますが、大きな要因は社会活動に積極的に参加しなくなることにあると考えられています。平たくいえば、運動量の低下です。

高齢者向け介護施設の設計と寝たきり発症の関係を調べたデータが、東北大学にあります。そこからわかったことは、個室内にお手洗いがあるような、**入居者にとって負担が少なく便利な施設であればあるほど寝たきりになりやすい**、ということ。

反対に、個室から出たところに共同のお手洗いがあるような、入居者に適度な負担がかかる施設ほど、寝たきりになりにくいことがわかりました。

生活のなかで、体を使うことがいかに大切かが、とてもよくわかる結果です。

私は、脳も同じではないだろうか、と考えました。体と違い、脳は目に見えませんから「どのような場面でどこを使っているか」を知覚することはできません。

装置（MRI装置を使って脳活動を調べるfMRIという方法や、光トポグラフィーという脳の血流を測定する機械）を用いて、**何をしているときに「前頭前野」を**

中心とした脳がよく使われるのかを調べたところ、「かんたんな計算」と「音読」と「他人とかかわり合っている」ときによく使われることがわかりました。

一方で、**テレビやインターネットに触れているときには、脳がほとんど使われていない**こともわかりました。高齢者はインターネットの利用より、テレビ視聴のほうが身近という方が多いと思いますが、**テレビの視聴時間が長いほど認知症になりやすい**という論文も出ています。

英語に「Use it or lose it（ユーズイット・オア・ルーズイット）」という言葉があります。意味は「使わないと、ダメになる」です。

今、お伝えしたいことは、まさにこれ。体も脳も、使わないから衰えるのです。**使わないから、衰える。ならば、積極的に使って衰えに歯止めをかけましょう。**

ちなみに、体を動かすことは脳にもいい影響を与えます。70〜89歳の健康な高齢者に「週150分以上の歩行」を1年間行ってもらったところ、何もしなかった層と比較して歩行を続けた層の脳機能が高い傾向にある、という実験結果もあります。

歩行という有酸素運動をすることで、脳の活動を支える代表的な栄養分「BDNF（脳由来神経栄養因子）」の量が増え、神経細胞の発生や成長、維持・再生を促してくれるためです。体のためにも脳のためにも「体操」は欠かせないというわけですね。

脳科学でわかった！
こうすれば、脳は鍛えられる

数字や文字といった「記号」を処理することが、最も前頭前野を活性化させることがわかりました。難解な数学を解いたり、難しい字を書いたりする必要はありません。あわせて、かんたんであればあるほど効果的であることもわかりました。

勘違いを生みやすいのですが……活性化とは、脳を鍛える第一歩にすぎません。運動でいえば、血流を促し、全身をあたため、ほぐす準備体操のようなものです。

準備体操だけを繰り返していても競技成績は上がらないのと同じで、計算や音読をただ繰り返し行うばかりでは、脳を鍛えることにはなりません（とはいえ、活性化なくして脳を鍛えることは不可能ですから、軽視はできません）。

長い時間、使われることなく休眠状態にあった前頭前野を、準備体操で目覚めさせたところからが、本当の頭の体操です。

活性化した状態で「回転速度」を速めて「作業領域」を大きくすること。２つの方向から脳を鍛えていくことではじめて、脳の前頭前野の体積を増やすことが可能です。

かんたんな数字の処理が脳を覚醒させる

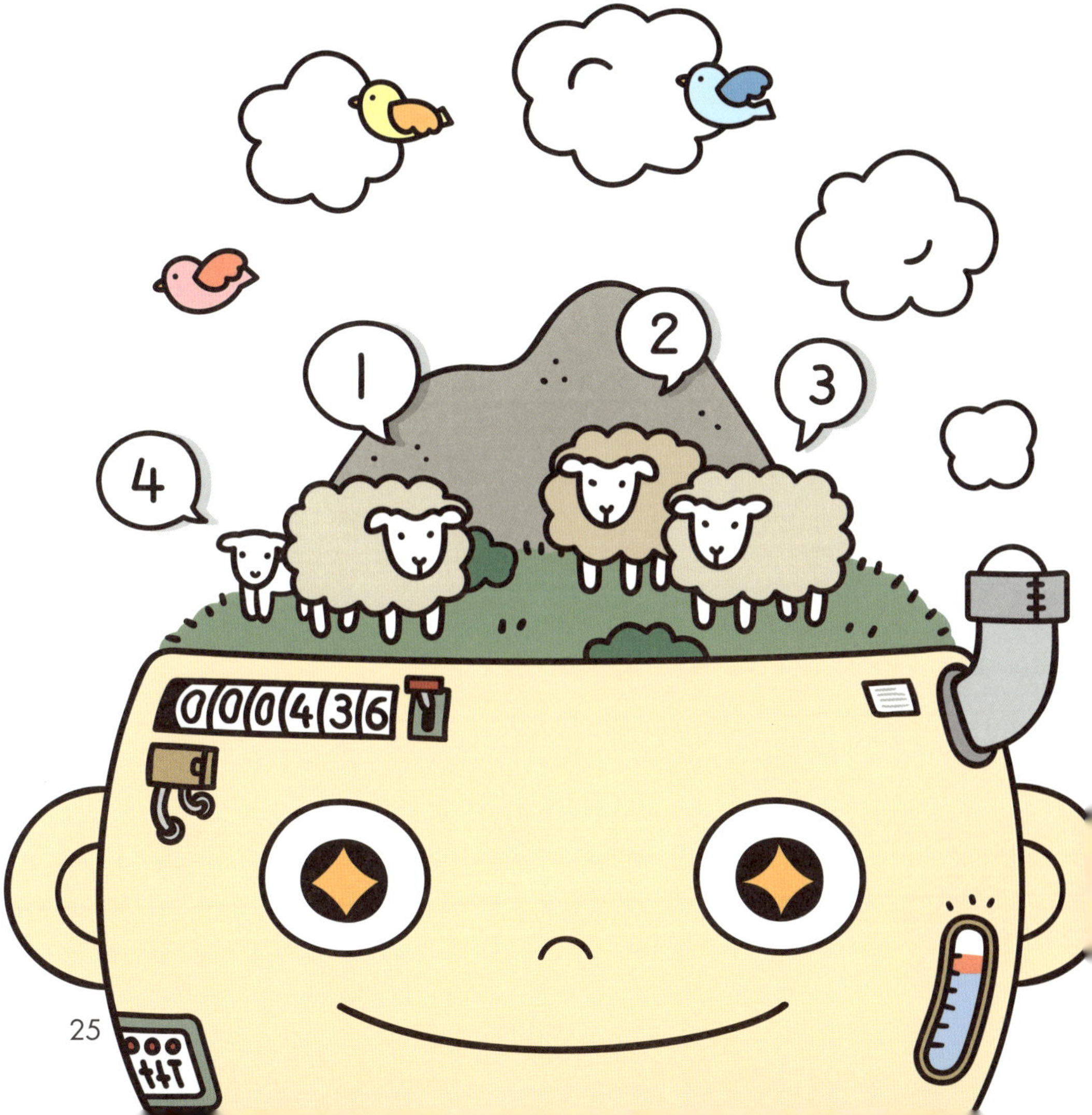

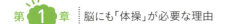

コレナニ!? ❶

脳の「活性化」って？

脳を鍛える第一歩として「活性化」という言葉が出てきました。わかりそうで、よくわからないこの言葉を、解説しておきましょう。

「活性化」という言葉自体には「機能が活発になる」という意味があります。かんたんに言うと「よく働くようになる」とか「たくさん使われるようになる」です。

目には見えない頭のなかの動きを、どのように計測しているのかというと、脳血流の変化を特別な装置（ｆＭＲＩや光トポグラフィー）を用いて見ていきます。

例えば、３＋５などの計算問題を解こうとするときには、主に前頭前野の細胞が働きます。細胞が働くためには、酸素とブドウ糖が欠かせません。脳は、前頭前野に酸素とブドウ糖を急いで届けようとして、前頭前野内の血流を局所的に速め、盛んにします。

［ まとめ ］

- 活性化とは、脳の血流が盛んになっている状態を指す
- 活性化したからといって、脳は鍛えられるわけではない
- 活性化した状態で脳トレを行うと、効果が出やすい

そこの変化が見て取れた場合に、活性化していると判断するのです。

つまり「活性化」とは、居所的に血流が速くなっている状態を指しているだけ。それ以上でも、以下でもありません。

活性化自体に特別な意味はないけれど、**脳を鍛える目的でトレーニングをする場合、活性化した状態で行ったほうが効果が出やすい**というわけです。

繰り返しになりますが、私たちの目的は前頭前野を活性化させることではなくて、鍛えることです。活性化した状態にするだけでは、脳の機能は上がりません。

活性化は、脳トレ効果を高める手段だということを、ここでしっかり把握しておきましょう。

コレナニ!? 2

脳の「体積が増える」って？

トレーニングを実践することではじめて、前頭前野の「体積が増える」とありました。脳が、頭のなかで大きくなるということなのでしょうか？　ことの経緯を含め、解説していきます。

私たちは、脳の加齢現象に歯止めをかけるために、高齢者の脳が実際にどのように変化していくのかについて、装置（ＭＲＩ）を使って測定をしました。

前頭前野は前頭葉の一部、と説明していましたが、より細かく見ていくと前頭葉を含む大脳全体の表面に広がっている、神経細胞が集まるタンパク質の層「大脳皮質」の一領域です。

大脳皮質は、各領域ごとに特定の機能をもっています。そのなかで前頭前野は、記憶、注意、予測、意思決定や判断など高度な精神活動を行う領域だということは、すでにお伝えしていますが、ＭＲＩでは大脳皮質の厚みも計測することができるのです。

大脳皮質の厚みは8～10歳ごろをピークに、そこから先は

［まとめ］

- **脳自体の大きさが大きくなるわけではない**
- **体積が増えるとは、神経回路が複雑になること**
- **より働きやすい脳になる**

薄くなるばかり。20歳ごろまでの減り方は整理統合（調整）とされていますが、以降は老化によるものと考えられていました。いずれにしても、自然なこととされていましたが、のちに「動作をトレーニングすることによって、ものの動きを感じる脳の体積が増える」という論文があらわれました。

目に見えない脳の変化が、目に見えて起こったことに対するはじめての論文が出たことから、私たちの研究も「前頭前野の体積を増やす」方向に舵をきりました。そして、「脳トレ」で前頭前野の体積が増えることを、ネズミを使った実験で証明することに成功したのです。

体積が増えるとは、**神経細胞の活動を支える代表的な栄養分「BDNF（脳由来神経栄養因子）」の量が増える**こと。**神経細胞間で情報を送り合う神経線維が長くなったり枝分かれが増えたりして、前頭前野の神経回路がもっと複雑になり、より働きやすい脳に変化していく**ことなのです。

脳を鍛えるのは「2種類」の体操

前項の終わりに、本当の頭の体操とは、「活性化した状態で『回転速度』を高めて『作業領域』を大きくすること」と書きました。活性化は、数字や文字などの「記号」を処理することで起こりますが、では「回転速度を高めて作業領域を広げる」ために、何をしたらよいのでしょうか。

まず、回転速度を高めるためには、数字や文字などの「記号」を「できるだけ速く」処理していきましょう。例えば「2＋7」「9－4」「1＋4」といった計算をできるだけ速くこなしていく。例えば、ここに書かれている文章をできるだけ速く読み上げる。

このように**「できるだけ速く」という意識をもって脳トレに取り組むことで、脳の回転速度を高める**ことができます。

次に、作業領域を広げるためには、数字や文字などの「記号」を「一時的に記憶」する作業を繰り返し行いましょう。例えば「さる、うし、とら」といった異なる動物

「速く処理する」「記憶する」で脳が変わる

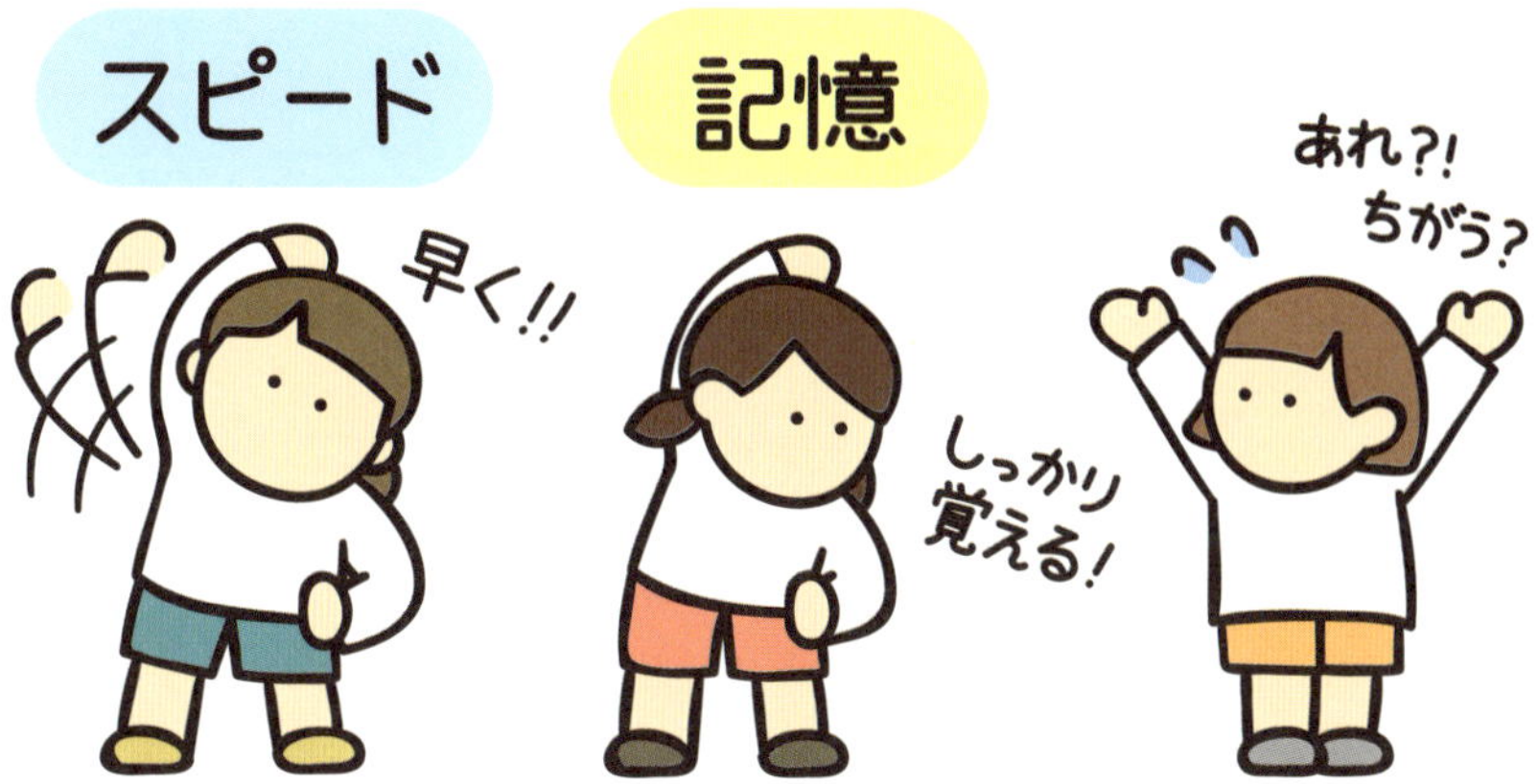

の名前を順番で記憶し暗唱する。さらに、覚えた順番とは反対から暗唱する。

このように**「一時的に記憶」することに特化した脳トレに取り組むことで、脳の作業領域を広げる**ことができます。

それぞれについては、次ページからもう少し詳しい説明をしていきますが、この「2種類」の体操こそが、脳トレの神髄と言えるでしょう。**前頭前野を活性化した上で「速さ」と「記憶」を鍛え上げることによって**、はじめて脳の体積は増えていきます。

つまりは、**脳が新たに生まれ変わる**というわけなのです。

もっと知りたい1

「何かをできるだけ速くやる」ことの意味

第1章のはじめに、脳をコンピューターに置き換えて考えるという話をしました。そして「よいコンピューター」の条件の1つに「計算が速い」＝「情報処理の速度が速い」を挙げました。「何かをできるだけ速くやる」ことで鍛えられるのが、この情報処理の速度です。

大人になると、自然とやらなくなるのが「速さを競う」ことだと思います。

思い出してみましょう。子どものころは、何かと速さを競い合っていませんでしたか？　運動会をはじめ、学校体育のかけっこやリレー競技はいい例ですね。授業でなくとも、20分休みのチャイムが鳴ったとたん、我先に！　と校庭へとかけ出しては自分たちの遊びスペースを確保したり、昼食で机を寄せ合った班のなかで「誰が一番に食べ切れるか選手権」を開催したり。

何にせよ、子どもの頃はことあるごとに競争をして、楽しんでいたことと思います。

今にして思えば、1位になれたらなれたでうれしいけれど、実際のところは順位なんてものはただの結果でしかなく、大して重要ではありませんでした。2位でも3位でも最下位でも、何か1つのことに対して、ただ自分の限界速度に挑戦すること、今ある全力を尽くして速さを出すということが、単純に楽しかったのでしょう。

中学、高校、大学や社会人と**歳を重ねていくうちに、自発的に速さを競うことは減っていきます。**背景には、大人に近づくにつれて結果を気にするようになる、という理由もあるかもしれません。「速いからすごいというわけではない」とか「速さよりていねいさのほうが大事」とか、さまざまな理由をつけて、自分の全力をそそぎこむ機会をみずから手放していくのです。

つまり**「速度を出す」という脳の機能を、使わなくなっていく**ということ。当然、使わなければ衰えますから、出せる速度はどんどん落ちていきます。できるはずのことが、できなくなっていく。明らかな老化現象の1つです。

食い止めるためには、使えばいいのです。**1日のなかに、ほんの数分でもいいから、何かをできるだけ速くやる時間をつくりましょう。**そのときだけは、自分の限界速度に本気で挑戦します。積み重ねによって、脳の情報処理速度も上がっていきます。

もっと知りたい 2

「記憶をする」ことの意味

「よいコンピューター」の条件のもう1つは「作業領域が大きい」でした。作業机をイメージして、加齢とともに机が小さくなっていく、とお話ししましたが、若者と高齢者の作業机を比べると、そこまでの大きさの違いはありません。では何が起きているのかというと、歳とともに使わなくなった部分にホコリが溜まり、使える部分が狭まってきている、ということです。

勉強が本業である学生時代は、毎日のように「記憶」を繰り返していたと思います。もしかしたら今もお子さんやお孫さんが明日に迫った試験に向けて知識を必死に詰め込んでいるかもしれませんね。そんな姿を想像していただいてもいいでしょう。

大人たちは「そんな付け焼き刃な勉強じゃ……」と眉をひそめるかもしれませんが、実は**「どれだけたくさんの記憶を一時的に脳内にとどめていられるか」というトレーニングこそ、記憶力を高めていくための脳トレ**になるのです。

脳内で一時的に記憶を保存し、いつでも引き出せる状態を保つ役割を担っているのが、前頭前野の働きの1つ「作動記憶（ワーキングメモリー）」です。これまで作業机、と言っていたものの実態です。

「電話をかけるために一旦、番号を覚えておく」「人の言っていたことを覚えてあとでノートに書き留める」のように、入ってきた情報をメモ書きし、どの情報に対応すればよいかを整理して、不要な情報は削除するという働きをしています。

作動記憶は、私たちの判断や行動の支えなので、意外なところでも使われています。例えば今、**文章を読み進めながら理解できているということは、これまでの話の流れをワーキングメモリーを使って記憶している証拠。**すばらしいですね！

ほかにも誰かと会話をするときや、いくつかの作業を同時進行する前に優先順位をつけるときなどにも、意識しないうちに自然と使われているのです。

大人になると勉強からも遠ざかるし、誰かとコミュニケーションをとる機会も減っていきます。減っていくなら、つくりましょう。誰かと会ったり話したりするのは難しくても、自分で「記憶」する力を鍛えることは、思っているよりかんたんです。

記憶のトレーニングは、回転速度のトレーニングよりも強い効果があることがわかっており、左右の前頭前野の体積が大きく増えることが証明されています。1日のなかの、ほんの数分を記憶に費やして、作業領域を大きくしていきましょう。

学習が起こす「転移効果」でさまざまな能力が開花する！

2種類の体操について、少し詳しく解説をしてきました。「できるだけ速くやる」も、「記憶する」も、一生懸命、全力を尽くしてトレーニングすることで「回転速度」と「作業領域」以外の脳の機能にもいい影響をもたらすことがわかっています。トレーニングとは直接関係していない能力が上がることを「転移の効果（トランスファーエフェクト）」と呼びます。

左ページに挙げたように、**独創的なアイデアを生むための想像力、筋道を立ててものごとを考えることができる理論的思考力など、計算や暗記とは関係がないと思われる能力がアップするという、不思議な現象が起こるのです。**

2種類の体操に常に全力で取り組むと、脳本来のさまざまな機能を取り戻していきます。いろいろなことができる自分、もしかすると今まで以上にできる自分になれるかもしれないのです。

計算と記憶をすばやく行う脳の体操で
こんな能力が上がる！

注意力

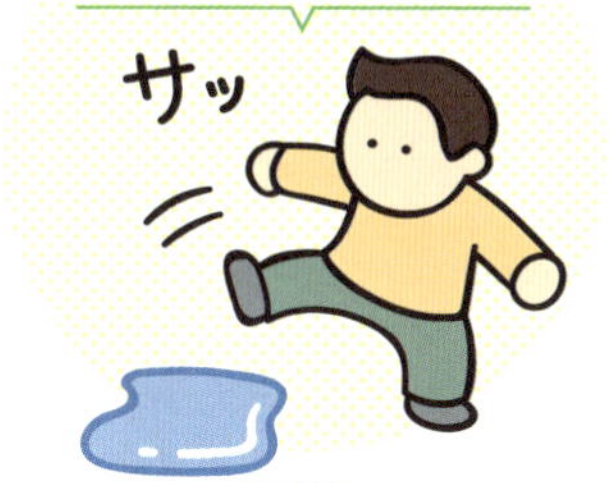

記憶力

抑制機能

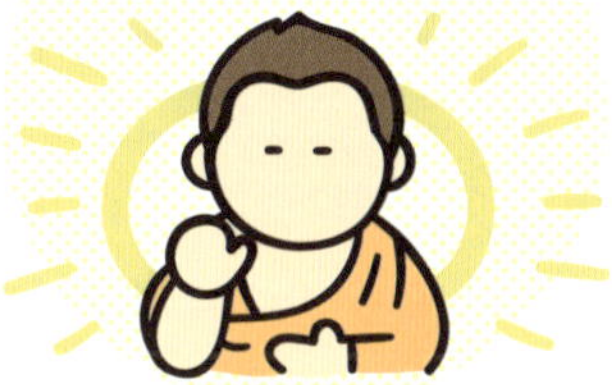

想像力

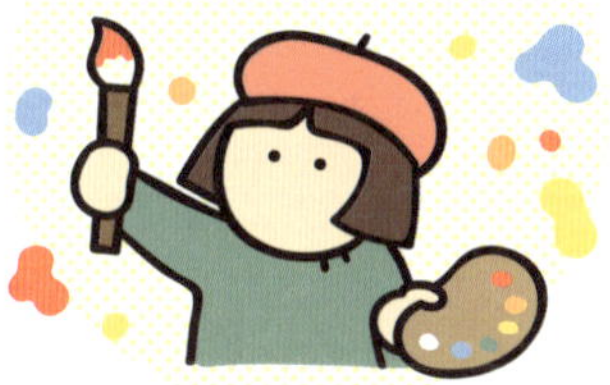

集中力

論理的思考力

間違えても気にしない！とにかく速く、あきらめないで！

「全力で取り組む」というと「答えを間違えないように」と解釈してしまう方が、ときどきいます。たしかに、計算問題を目の前にすると、多く「正解」したほうが達成感もありますし、自分の「脳は衰えていない」と感じますよね。

しかし、本書は脳本来の機能を取り戻すためのトレーニング本であり、純粋な計算力を高めるための本ではありません。トレーニングの結果、計算力も高まるという側面はありますが、一番の目的ではありませんね。

難しい問題に対し、ゆっくりじっくり考え悩んで解答して、それがたとえ正解だったとしても、認知症を予防するような「脳トレ」にはなりません。意外と思われるかもしれませんが、難しいことに挑戦してどうにか乗り越えるより、かんたんなことを素早くさばいていくほうが、脳にはいい影響があるのです。

大切なのは、脳が今よりも働きやすくなるように仕向けること。いってしまえば、計算の答えなんてどうでもいいのです。

だから、**間違えても気にする必要は、まったくありません。**気にするべきは、速さのみ。**とにかく速く解くことだけを考えて**取り組みましょう。

計算問題はもちろん、記憶後に暗唱するような問題も、**できるだけ速く！　とにかく速く！**を心がけましょう。記憶問題は、できるだけたくさん頭のなかに情報を保持できるよう、努力をしましょう。いずれにしても、**ポイントは「あきらめないこと」**です。

このあと、第2章では「頭の体操」の実践編として、問題集をお届けします。記憶力と回転速度を鍛えていく問題、そして脳を活性化させていく問題を各種ご用意しました。解いていくなかで、ふと自分の解答（正解）率が気になってしまったときは、ぜひこちらのページに戻ってきてください。

繰り返します。大切なのは「正解」することではありません。すべての問題に対し、思考を滞らせることなく、すみやかに「解答」していくことです。

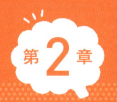

第2章

脳がシャッキリ！頭の体操

いよいよ実践です。数字や文字を使って、
脳をたくさん動かしていきましょう！

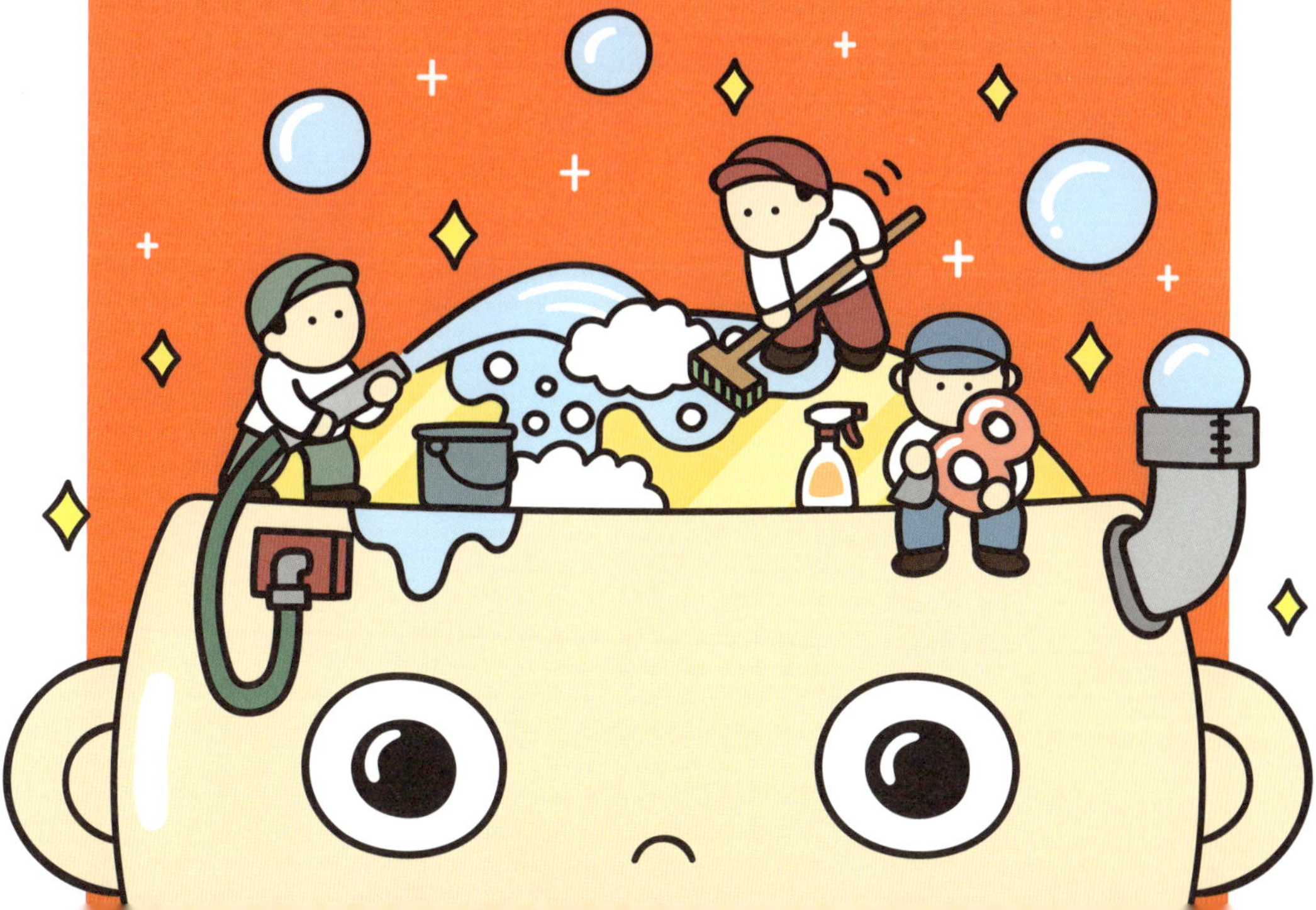

「脳の体操」効果的な取り組み方

脳トレの効果をより高めるためのコツを3つ、お伝えします。

①とにかく速く

問題を解くのに、ゆっくりじっくり時間をかけては脳トレ効果が薄れます。**大切なのは答えが合っていることではなく、解く速さです。**すべての問題に全力のスピードで、向かい合いましょう。制限時間や目標時間が設定されているものもあります。時計やストップウォッチを手元に用意しましょう。

②1日10～15分

長く多くやればいい、というものではありません。**短期集中で、長くても15分程度で終わらせましょう。**問題はたくさんありますが、何を選んでも大丈夫です。

③毎日やる

週に2～3回、気が向いたときに……では、効果は出てきません。

朝でも昼でも夜でも、**いつでもいいので毎日必ずやりましょう。**ひまをもて余しがちな時間に行うと、自然と習慣化できるでしょう。

脳の体操 効果を上げる 3つのコツ

① とにかく速く！

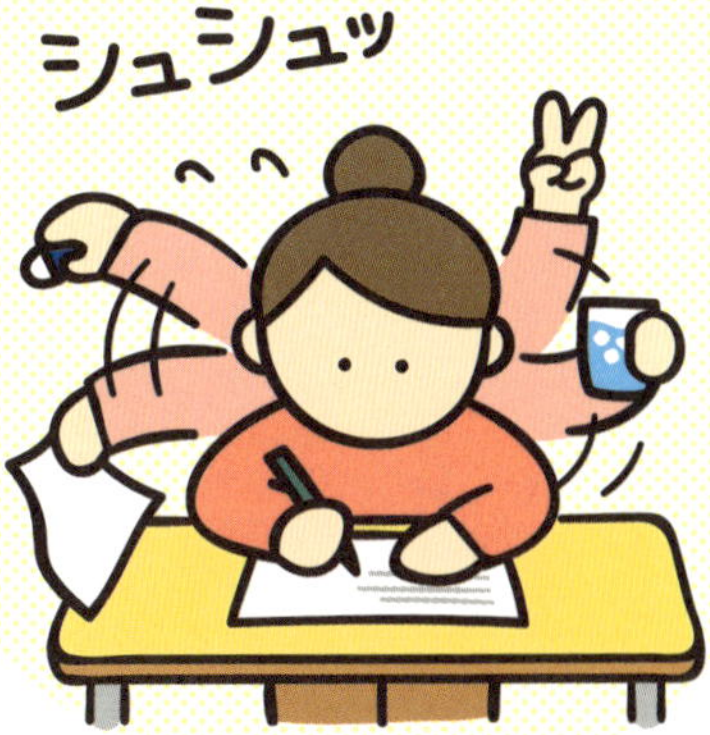

② 1日10〜15分

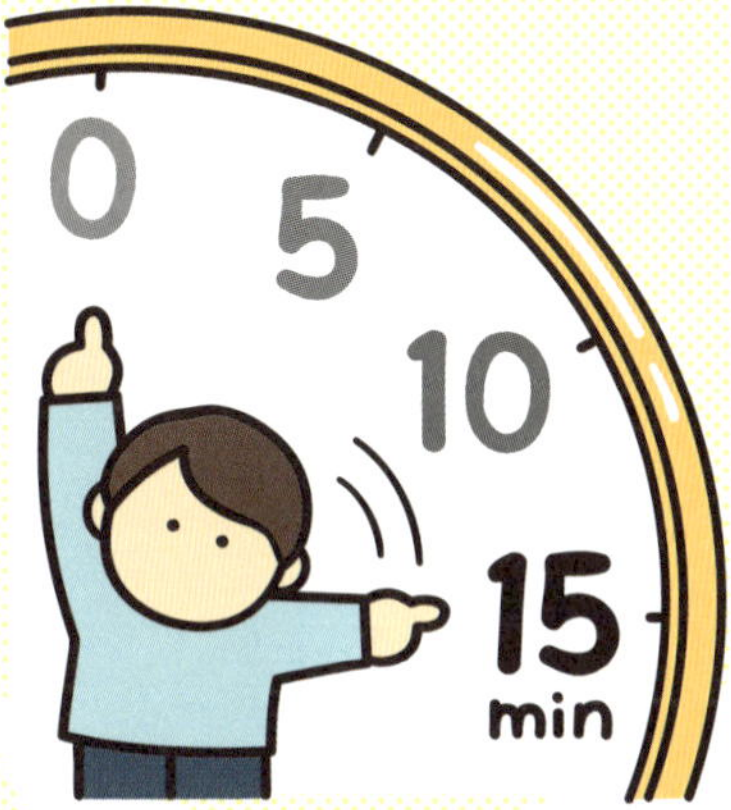

③ 毎日やる

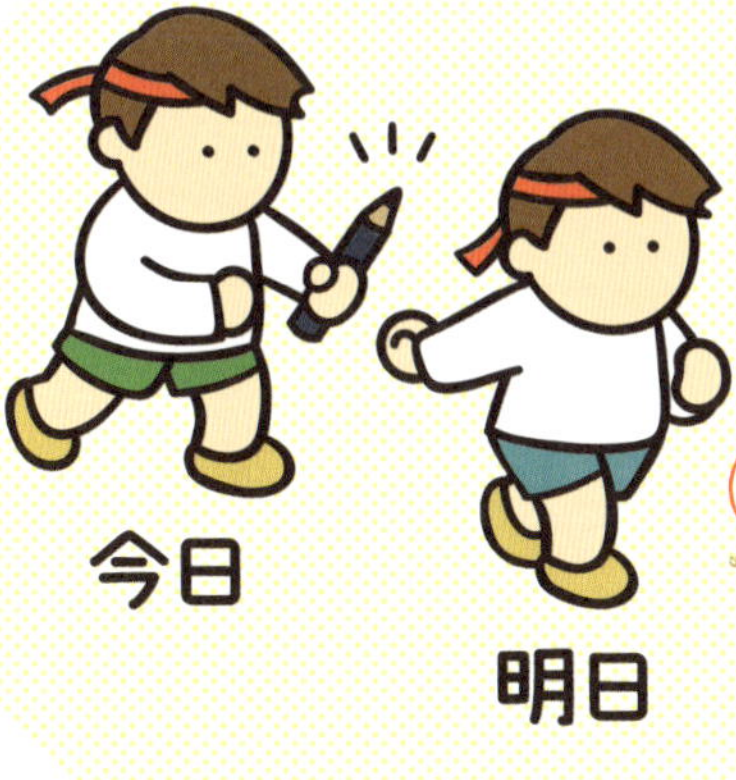

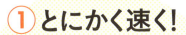

「伸び悩み」は、気にしない！

問題には、それぞれ「解答にかかった時間」や「解答できた数」などを記入する欄が用意してあります。直接書き込んでも問題はありませんが、おすすめはノートなどを使って記録していくことです。続けていくうちに脳トレ効果で、次第に書き込む数字に変化が見られると思います。

変化が見られるのは、脳トレ開始からおおよそ2～3週間後から。しかし、知っておいていただきたいのは、そのあとに「伸び悩み」の時期に突入するということ。

解答時間が更新されなくなった、あるいははじめのころより時間がかかるようになってしまっても、1日10～15分の脳の体操をあきらめずに続けていきましょう。

伸び悩みがどれほど続くかには個人差がありますが、あきらめずに続けることです。すると、また必ず「急激に伸びる時期」がやってきます。

誰にでも、必ず起こる現象ですし、脳の体操に限ったことでもありません。私たちは、何かを習得しようとするときには必ず、伸びる時期と伸び悩む時期とを繰り返しながら、能力を高めていくのです。

「伸び悩み」のあとには必ず「上がる」ときがくる!

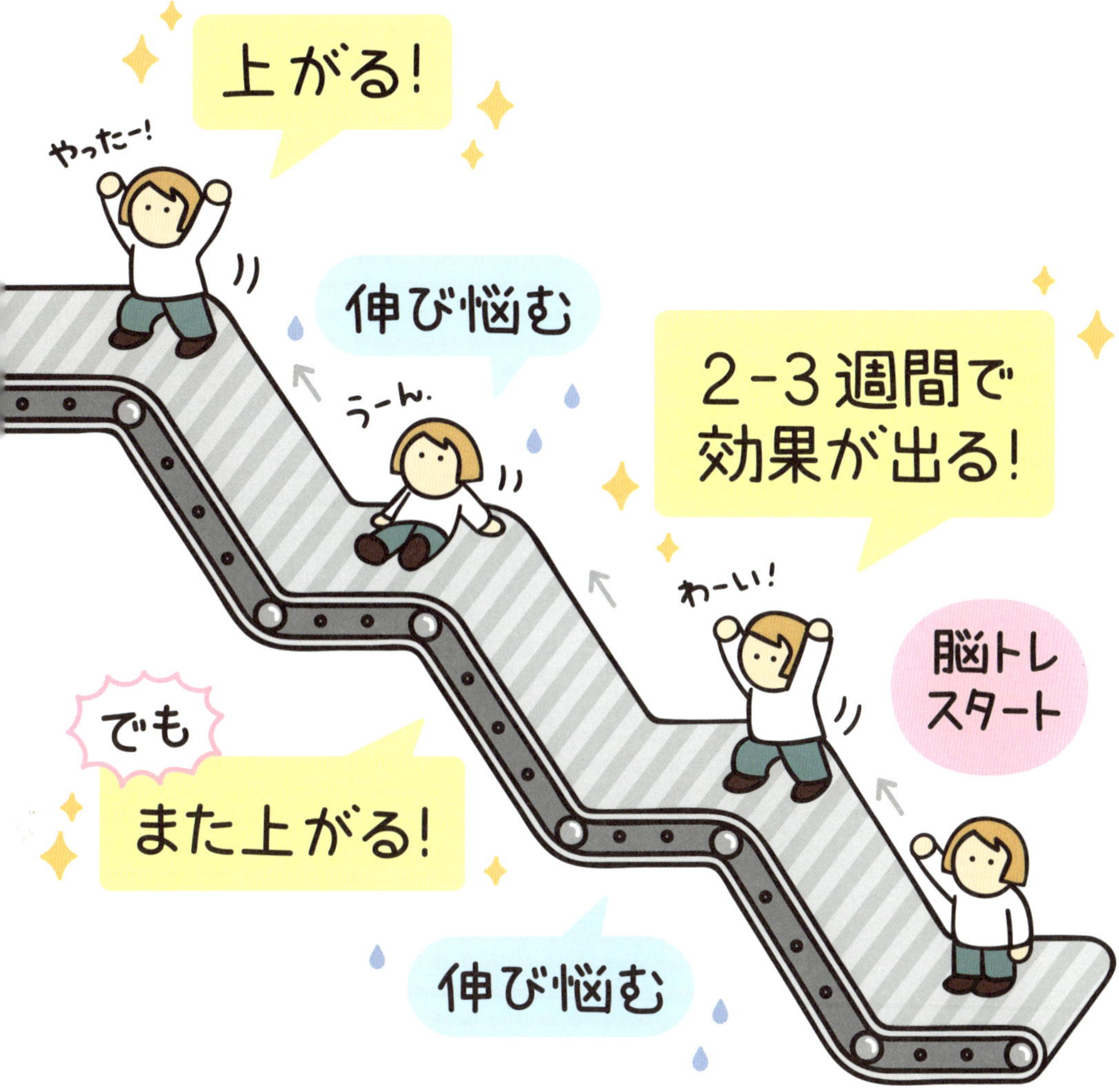

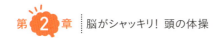

脳の体操❶

回転速度を鍛える

はじめは、脳の「回転速度」を鍛える体操です。回転速度とは、外部から入ってきた情報を適切に処理する速さのことでした。

回転速度を鍛える問題を繰り返し行うと、単純に計算力が上がるとともに、あらゆる情報処理が速くできるようになります。もちろん全力で取り組めば、直接、関係ない能力まで上がる「転移の効果」も見られます。

1つは「記憶」のネットワークである「側頭葉」が鍛えられるので、老化を感じやすい記憶力がよくなります。忘れがちだった人の名前や店名を覚えていられるようになったり、スケジュールをきちんと管理できるようになったり、そのような変化を期待できるでしょう。

もう1つは注意のネットワークである「前頭葉」と「頭頂葉」が鍛えられ、注意機能が上昇します。火の消し忘れなどのうっかりミスが減ったり、周囲に気をとられることなく、目の前にある1つのことに集中できるようになると言われています。つまり**回転速度を鍛えると、落ち着いた気持ちで日々を送れるようになる**のです。

回転速度トレーニングのすごい効果！

❶ 計算が速くなる

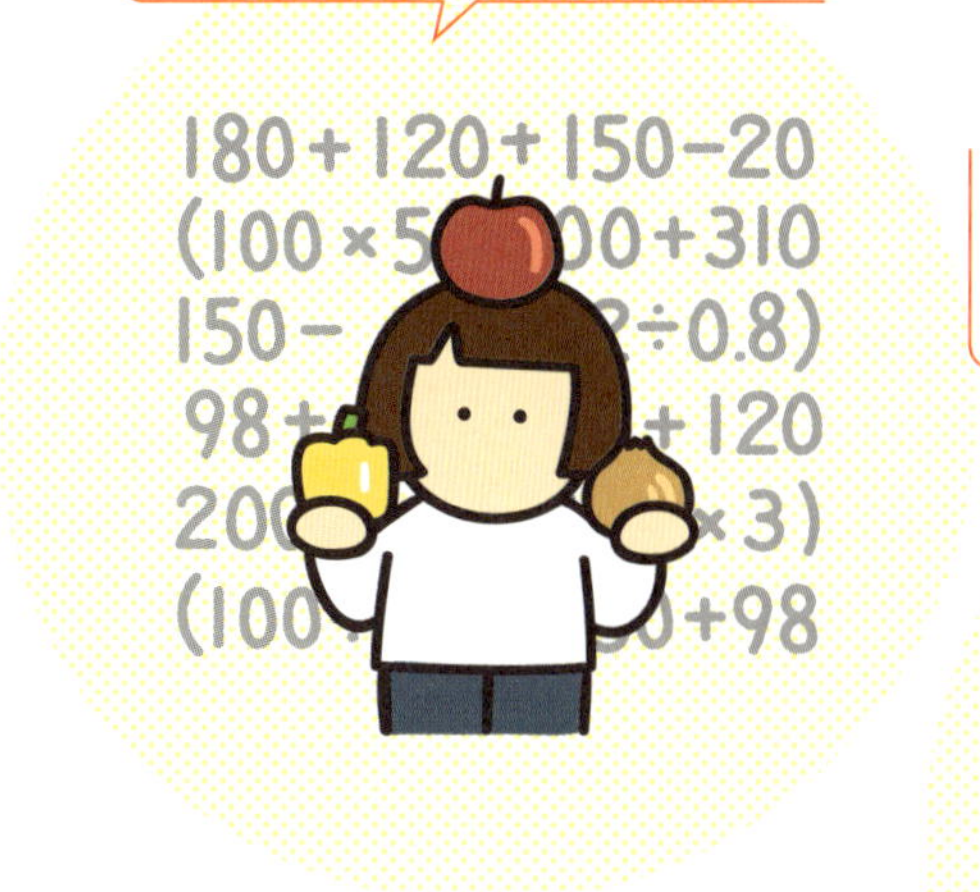

❷ 注意力が上がってミスをしなくなる

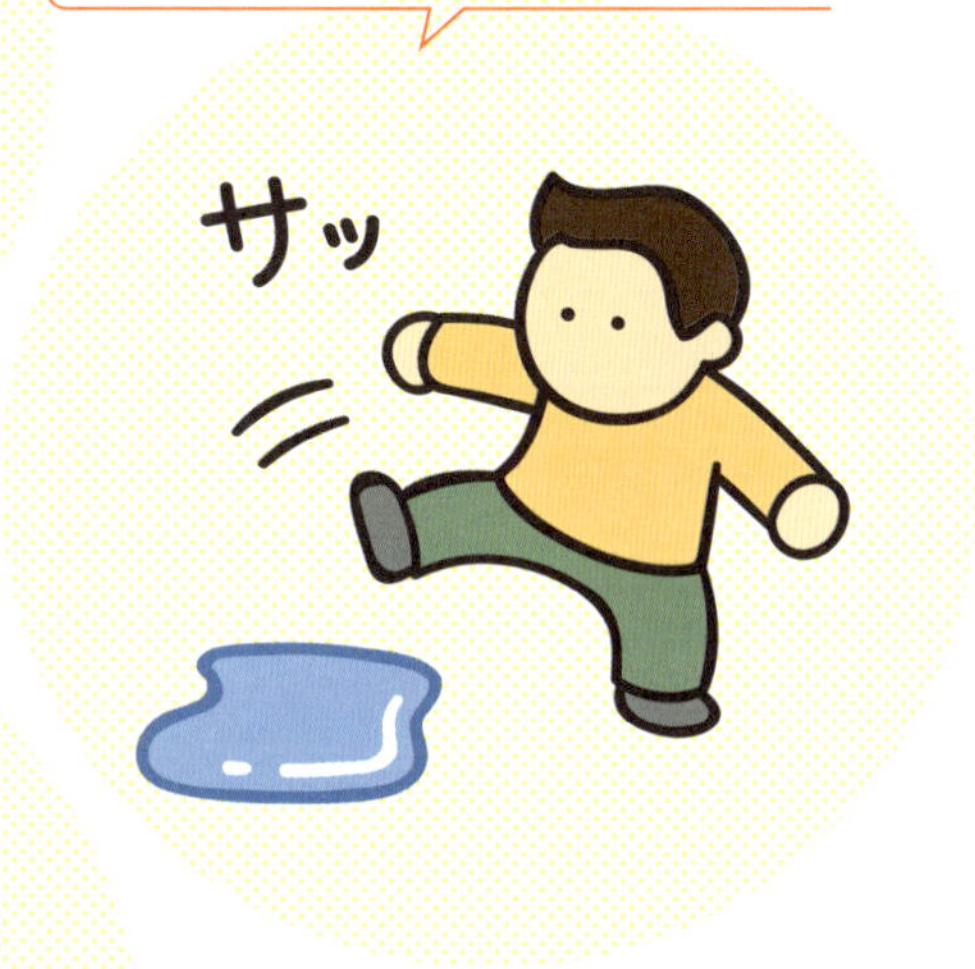

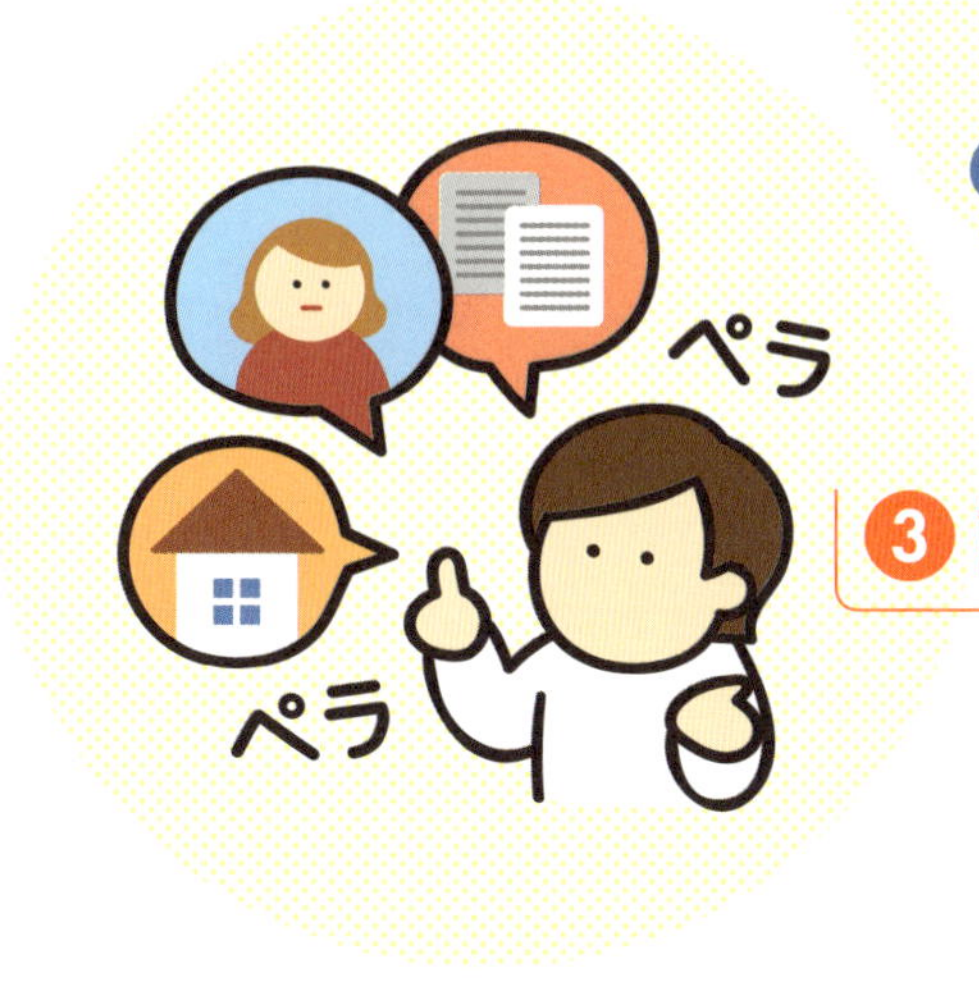

❸ 記憶力がつく

脳の体操❶ 回転速度❶

隣り合った数字を足し合わせます。

答えをもとめ、下1ケタの数字を2つの数字の下に書き込みましょう。
できるだけ速く解くことを心がけます。

目標時間 30秒

［やり方の例］

2　4　9　3　5　・・・・・

6　3　2　8　← ここに答えを書く

答えが2桁のときは
下1桁の数字だけ書く

例 4 + 9 = 13 → 3

9 + 3 = 12 → 2

5 1 4 2 6 3 0 9 1 7

2 8 3 4 1 5 7 6 9 0

1 6 9 2 3 1 5 4 4 8

0 4 5 3 1 8 2 7 3 3

8 9 4 5 2 4 3 1 1 6

解答にかかった時間	分	秒

脳の体操❶ 回転速度❷

子どもたちが学校で行っている**「百マス計算」**と似ています。
縦と横のマス目の数字を、足し合わせた数を書き込みましょう。
できるだけ速く解くことを心がけます。

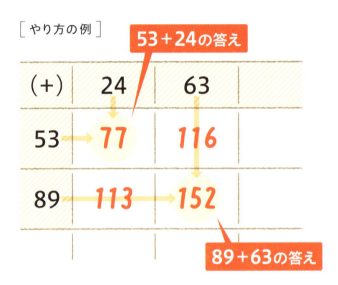

目標時間 5分

［やり方の例］

(+)	24	63	
53	77	116	
89	113	152	

53+24の答え

89+63の答え

(+)	11	45	15	92	36	47	55	60	72
34									
12									
40									
65									
88									
70									
57									
22									
67									

解答にかかった時間　　分　　秒

脳の体操① 回転速度③

子どもたちが学校で行っている**「百マス計算」**と似ています。
横のマス目から、縦のマス目の数字を引いた数を書き込みましょう。
できるだけ速く解くことを心がけます。

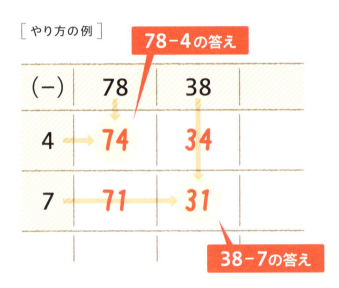

目標時間 5分

［やり方の例］

78−4の答え

(−)	78	38	
4	74	34	
7	71	31	

38−7の答え

(−)	98	89	43	10	24	33	9	55	60
2									
1									
3									
7									
5									
9									
6									
4									
8									

解答にかかった時間　　分　　秒

脳の体操❶ 回転速度④

子どもたちが学校で行っている**「百マス計算」**と似ています。
横と縦のマス目の数字を、掛け合わせた数を書き込みましょう。
できるだけ速く解くことを心がけます。

目標時間 5分

［やり方の例］

5×7の答え

(×)	7	4	
5	35	20	
10	70	40	

10×4の答え

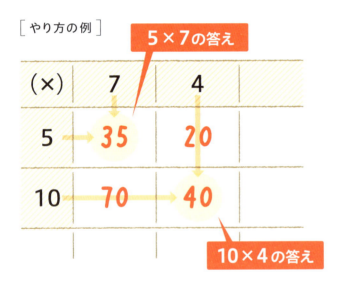

(×)	5	2	3	7	9	6	1	10	8
4									
8									
3									
11									
2									
7									
9									
0									
5									

解答にかかった時間　　分　　秒

脳の体操① 回転速度⑤

知能テストや認知症の診断などでも使われる問題です。
対応表に数字と対応する「ひらがな」が書いてあります。
表を見ながら解答欄に、対応する「ひらがな」を書き込みましょう。
できるだけ速く解くことを心がけます。

目標時間 1分30秒

対応表

0	1	2	3	4	5	6	7	8	9
や	と	り	の	ひ	る	あ	つ	さ	み

［やり方の例］ 数字に対応する「ひらがな」を書き込みます

4	0	5	2
ひ	や	る	り
1	6	9	1
と	あ	み	と

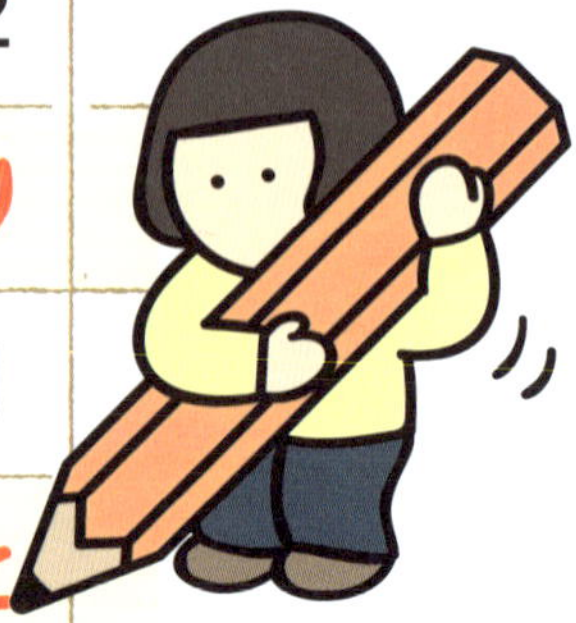

7	2	0	3	1	4	5	8	9	6
3	1	5	7	9	1	2	6	4	3
6	9	4	2	0	8	3	5	1	7
1	7	3	4	5	7	0	2	3	4
5	4	8	1	2	5	9	0	7	8

解答にかかった時間　　分　　秒

脳の体操① 回転速度⑥

知能テストや認知症の診断などでも使われる問題です。
対応表に数字と対応する「漢字」が書いてあります。
表を見ながら解答欄に、対応する「漢字」を書き込みましょう。
できるだけ速く解くことを心がけます。

目標時間 1分30秒

対応表

0	1	2	3	4	5	6	7	8	9
修	花	心	知	紀	陽	友	海	笑	拓

［やり方の例］　数字に対応する「漢字」を書き込みます

4	0	5	2	
紀	修	陽	心	
1	6	9	1	
花	友	拓	花	

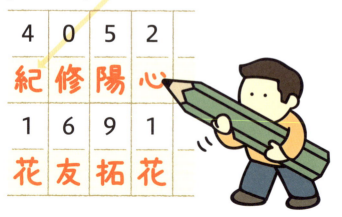

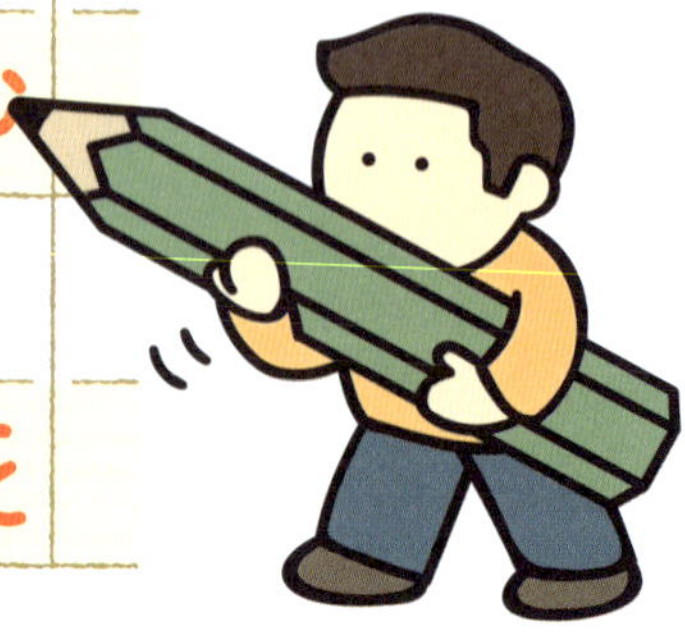

8	1	5	0	4	7	6	2	9	5
0	4	2	8	9	2	5	3	7	0
5	8	3	6	1	8	2	9	1	4
2	6	1	8	2	5	4	8	6	2
4	3	7	3	0	6	2	1	4	9

解答にかかった時間　　分　　秒

脳の体操① 回転速度⑦

知能テストや認知症の診断などでも使われる問題です。
表のなかから**「2」と「8」を見つけて、斜線で消しましょう。**
できるだけ速く解くことを心がけます。

目標時間 1分

［やり方の例］

5	~~2~~	6	1
~~8~~	7	7	~~8~~
~~2~~	4	9	1

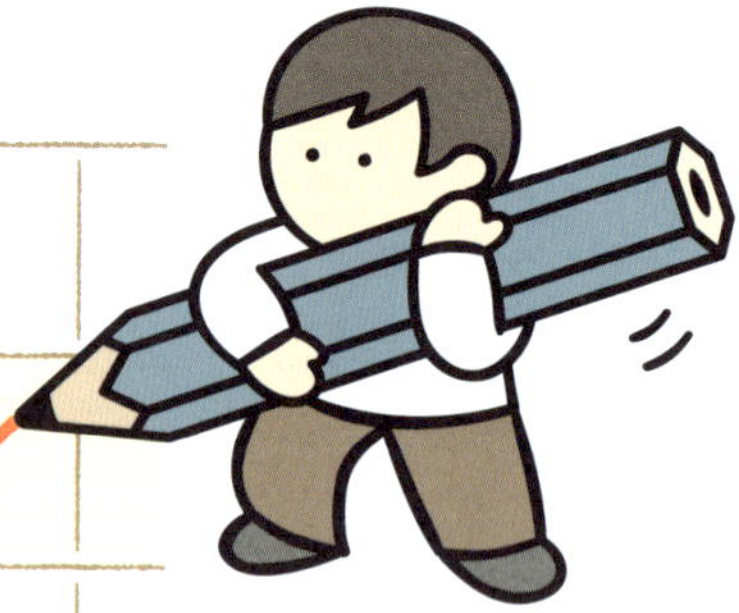

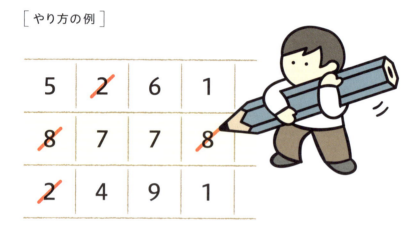

5	8	3	6	1	8	2	9	1	4
8	1	5	10	4	7	6	2	9	5
2	6	1	2	2	5	4	3	6	2
4	3	7	3	0	6	2	1	4	9
5	8	3	2	1	8	6	9	1	4
1	0	0	10	2	9	5	4	3	3
8	2	4	7	3	1	0	8	5	0
10	0	2	4	5	1	6	2	4	9
2	3	5	8	1	10	1	9	0	5
6	7	7	2	9	8	0	10	2	3

解答にかかった時間　　分　　秒

脳の体操① 回転速度⑧

知能テストや認知症の診断などでも使われる問題です。
表のなかから、**一般的に食べられるものに○を、**
食べられるけれども自分は嫌いなものに△をつけましょう。
できるだけ速く解くことを心がけます。

目標時間 30秒

［やり方の例］

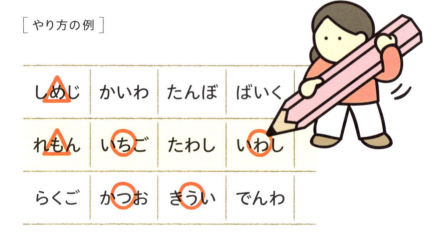

しめじ（△）	かいわ	たんぼ	ばいく
れもん（△）	いちご（○）	たわし	いわし（○）
らくご	かつお（○）	きうい（○）	でんわ

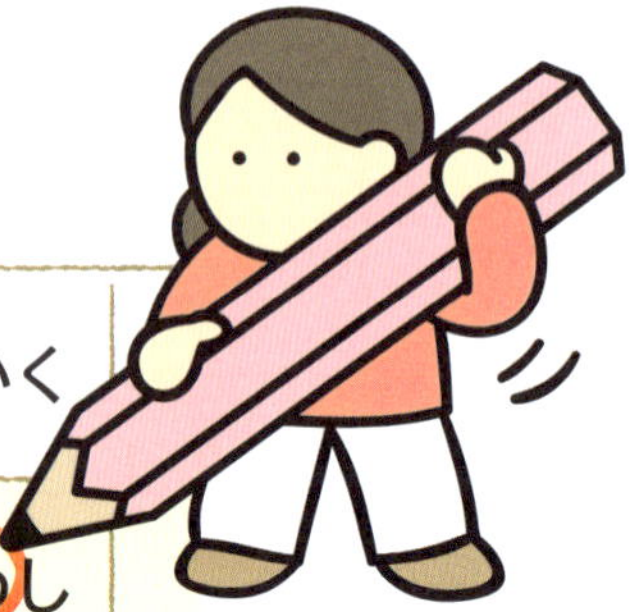

すいか	さうな	ぱんだ	とまと	いなり
からす	わさび	あうん	さわら	いかだ
れんが	なかま	えほん	ぼうし	あられ
でんき	おかね	りんご	だるま	ゆうが
はやて	ごりら	いのり	ぶどう	ばなな
かえる	くるま	しるこ	ねまき	いなか
たまご	ゆとり	ゆかた	さざえ	にほん
ごぼう	だんご	ぬりえ	きのこ	まくら
みかん	うつわ	もやし	おとな	ひじき
おきる	ついか	まつり	かんき	とうふ

解答にかかった時間　分　秒

脳の体操❷ 記憶力を鍛える

次は、脳の「記憶力」を鍛える体操です。記憶力とは、外部から入ってきた情報を、一時的に留めておく機能です。

トレーニングによるいちばんわかりやすい効果は、やはり記憶力の向上。新しく出会った人の名前をラクに覚えられたり、訪れた場所を覚えていられたり、旅行や記念日など大切な思い出も、自分のなかにしっかりしまっておくことができるようになります。そして、全力で取り組めば「転移の効果」（36ページ参照）が起こります。

歳を重ねると怒りやすくなる、といわれますが、そうした突発的な怒りの感情や暴力的な行動を抑制する力や、相手の心を想像する力、コミュニケーション能力や瞬時の判断力、集中力や論理的な思考力のアップなどなど、たくさんの「おまけ」がついてくるのです。

つまり**記憶力を鍛えると、思考が全体的にやわらかくなって、自分自身にまだ見ぬ可能性を見出せるようになる**のです。

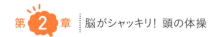

記憶力トレーニングのすごい効果！

①記憶力UP

②抑制力UP

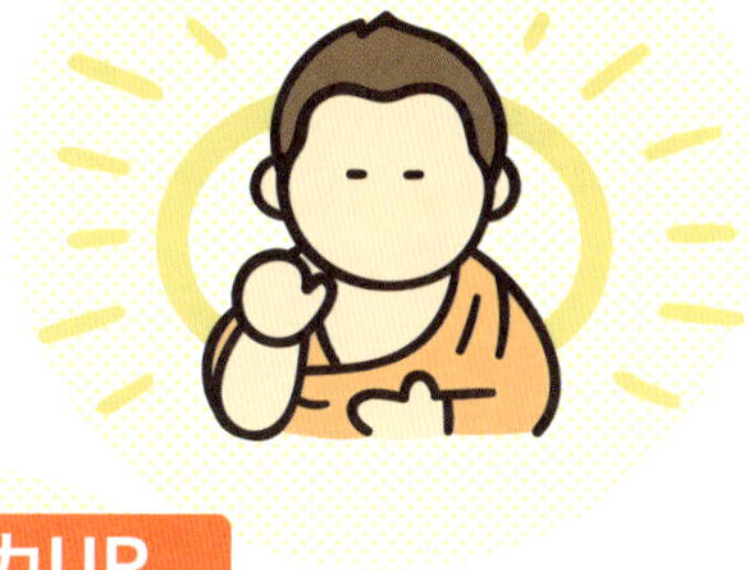

③想像力UP

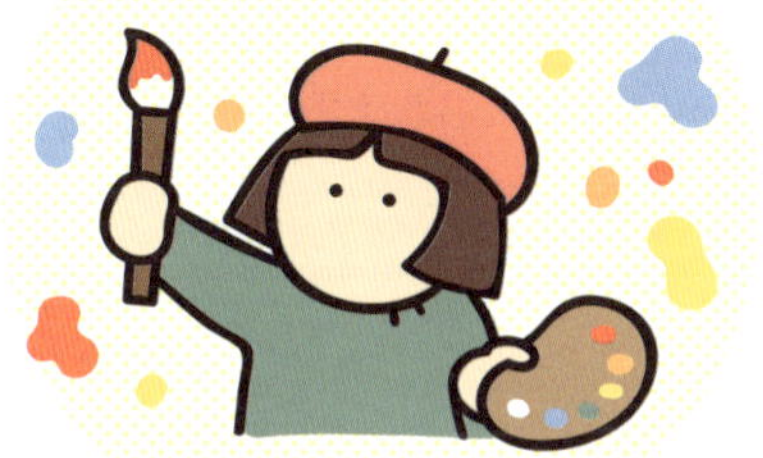

④集中力UP

⑤論理的思考力UP

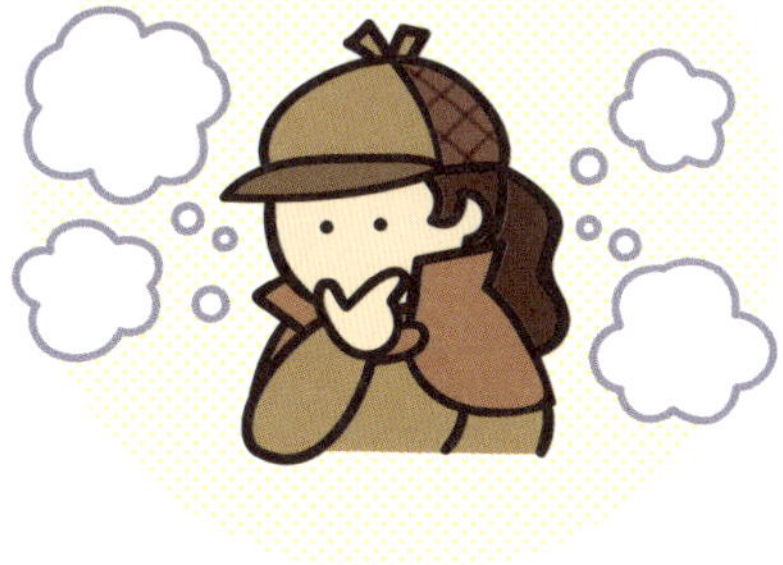

脳の体操② 記憶力①

表の**30個の単語を、２分間でできるだけたくさん覚えます。**
２分経ったら、紙面を裏返して別の紙に**覚えた単語を書き出しましょう。**

コツ

複数の単語を組み合わせて**「おはなし」をつくったりすると、覚えやすくなります。**

目標　12語

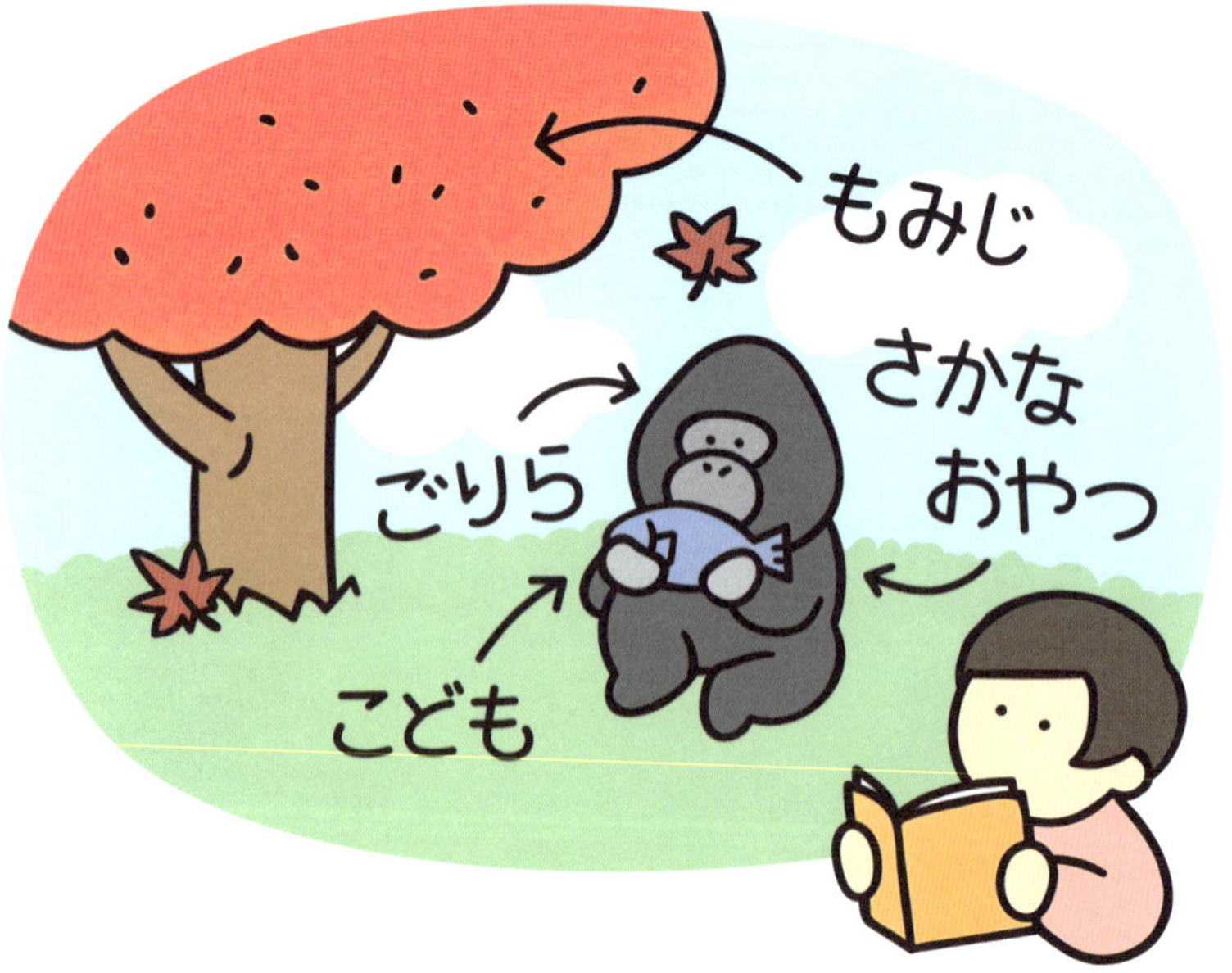

さかな	おやつ	もみじ
ごりら	こども	ぞうり
こんぶ	ずぼん	めがね
せんす	ほうき	せなか
とだな	そうじ	ばけつ
ことり	てれび	きつね
まぐろ	となり	くじら
しじみ	かばん	たくみ
ふくろ	てがみ	うどん
さいふ	きぞく	しわす

覚えられた数　　　語

脳の体操❷ 記憶力❷

2つの作業を同時に行っていきます。

1つめの作業は、**隣り合った数字を足して、下1桁の数字だけを表に書き込みます。** 2つめの作業は、**利き手ではないほうの手を「パー・グー・チョキ」と連続して動かし続けます。**

まずは計算だけを行って、解く時間を計りましょう。

かかった時間を、目標時間とします。

［やり方の例］

下1桁の数字だけ書く

2　4　9　3　5・・・・・

6　3　2　8　← ここに答えを書く

利き手でないほうの手は

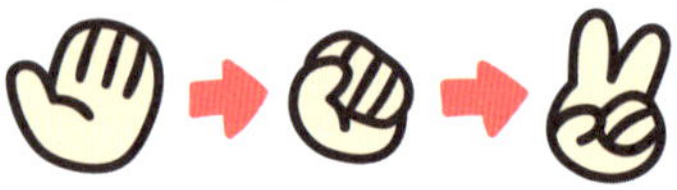

STEP 1　まずは計算だけ！

まずは普通に解き、かかった時間を計ります。

5	1	4	2	6	3	0	9	1	7
2	8	3	4	1	5	7	6	9	0
1	6	9	2	3	1	5	4	4	8
2	8	3	4	1	5	7	6	9	0
1	6	9	2	3	1	5	4	4	8

これが本番の目標時間！

解答にかかった時間

分

秒

STEP 2　本番！　計算しながら、パー、グー、チョキ

本番です。手を動かし続けながら、解きましょう。

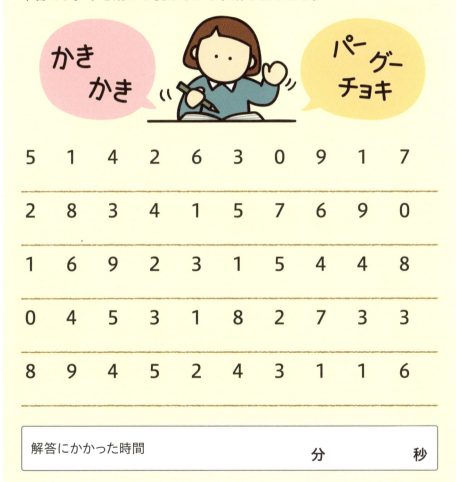

5	1	4	2	6	3	0	9	1	7
2	8	3	4	1	5	7	6	9	0
1	6	9	2	3	1	5	4	4	8
0	4	5	3	1	8	2	7	3	3
8	9	4	5	2	4	3	1	1	6

解答にかかった時間　　　分　　　秒

脳の体操② 記憶力③

2つの作業を同時に行っていきます。

1つめの作業は、**百マス計算**と似ています。

縦と横のマス目の数字を、足し合わせた数を書き込みましょう。

2つめの作業は、**利き手ではないほうの手を「チョキ・パー・グー」と連続して動かし続けます。**

まずは計算だけを行って、解く時間を計りましょう。

かかった時間を、目標時間とします。

［やり方の例］

5+7の答え

(+)	7	4
5	12	9
10	17	14

利き手でないほうの手は

STEP 1　まずは計算だけ!

まずは普通に解き、かかった時間を計ります。

(+)	6	9	1	5	8	3	7	4	5
5									
3									
7									
9									
2									

これが本番の目標時間!

解答にかかった時間

分

秒

STEP 2　本番！　計算しながらチョキ、パー、グー！

本番です。手を動かし続けながら、解きましょう。

(+)	6	9	1	5	8	3	7	4	5
5									
3									
7									
9									
2									

解答にかかった時間　　分　　秒

脳の体操❷ 記憶力④

２つの作業を同時に行っていきます。

１つめの作業は、**百マス計算**と似ています。

横のマス目から、縦のマス目の数字を引いた数を書き込みましょう。

２つめの作業は、**利き手ではないほうの手を「グー」から順に指を１本ずつ立てていき、パーまで開いたらグーに戻って、繰り返します。**

まずは計算だけを行って、解く時間を計りましょう。

かかった時間を、目標時間とします。

［やり方の例］

9－5の答え

(－)	9	6
5	4	1
1	8	5

利き手でないほうの手は

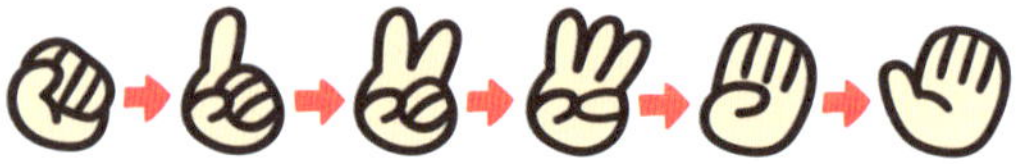

STEP 1　まずは計算だけ！

まずは普通に解き、かかった時間を計ります。

(－)	7	5	8	10	4	9	6	8	7
4									
2									
1									
3									
2									

これが本番の目標時間！

解答にかかった時間

分

秒

STEP 2 本番！ 計算しながら0、1、2、3、4、5！

本番です。手を動かし続けながら、解きましょう。

(－)	7	5	8	10	4	9	6	8	7
4									
2									
1									
3									
2									

解答にかかった時間　　分　　秒

脳の体操❷ 記憶力❺

①から⑦まで、それぞれに異なる生き物の名前が書かれています。

順番に「音読→暗唱」を行っていきます。

暗唱するときは、本を伏せたり、手や紙などで文字をおおったりするといいでしょう。

①の暗唱ができたら②、②の暗唱ができたら③……と進めていきます。

目標　⑥まで

［やり方の例］

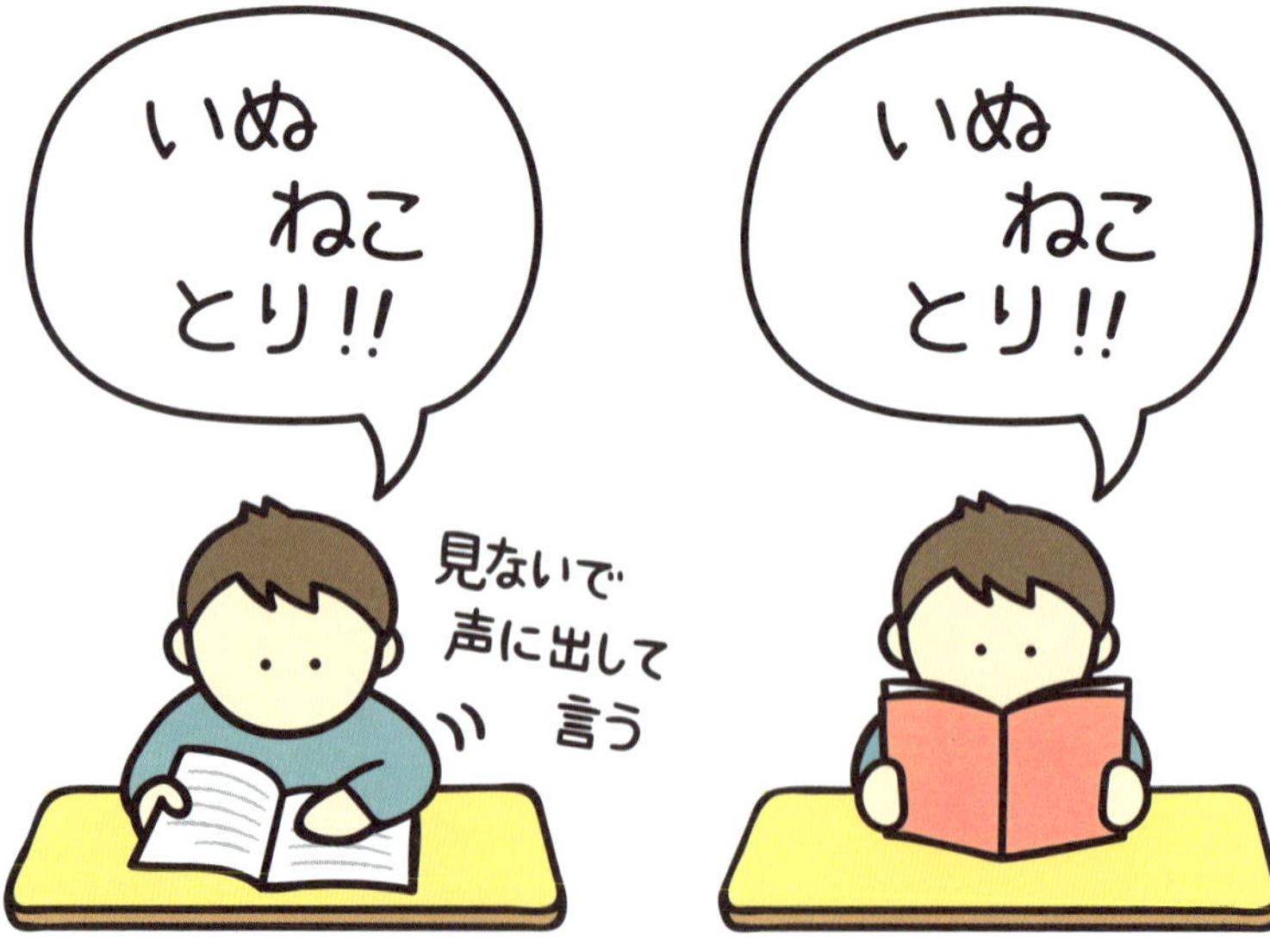
いぬ
ねこ
とり!!
見ないで
声に出して
言う
いぬ
ねこ
とり!!

ステップ2
字を見ないで暗唱をする

ステップ1
音読をする

① いぬ、ねこ、とり

② ぞう、うま、しか、ぶた

③ とり、やぎ、ねこ、しか、くま

④ かば、さる、とら、うま、ぞう、りす

⑤ しか、りす、うし、わに、さる、やぎ、さい

⑥ ろば、くま、ぶた、かば、ねこ、うま、ひひ、とら

⑦ うし、いぬ、ぞう、りす、わに、とり、くま、さる、ねこ

解答できた数	問

脳の体操② 記憶力⑥

①から⑥まで、それぞれに異なる生き物の名前が書かれています。
順番に「音読→暗唱」を行っていきます。
ただし、**覚えた順番とは反対から（逆から）答えます。**
暗唱するときは、本を伏せたり、手や紙などで文字をおおったりするといいでしょう。
①の暗唱ができたら②、②の暗唱ができたら③……と進めていきます。

目標　⑤まで

［やり方の例］

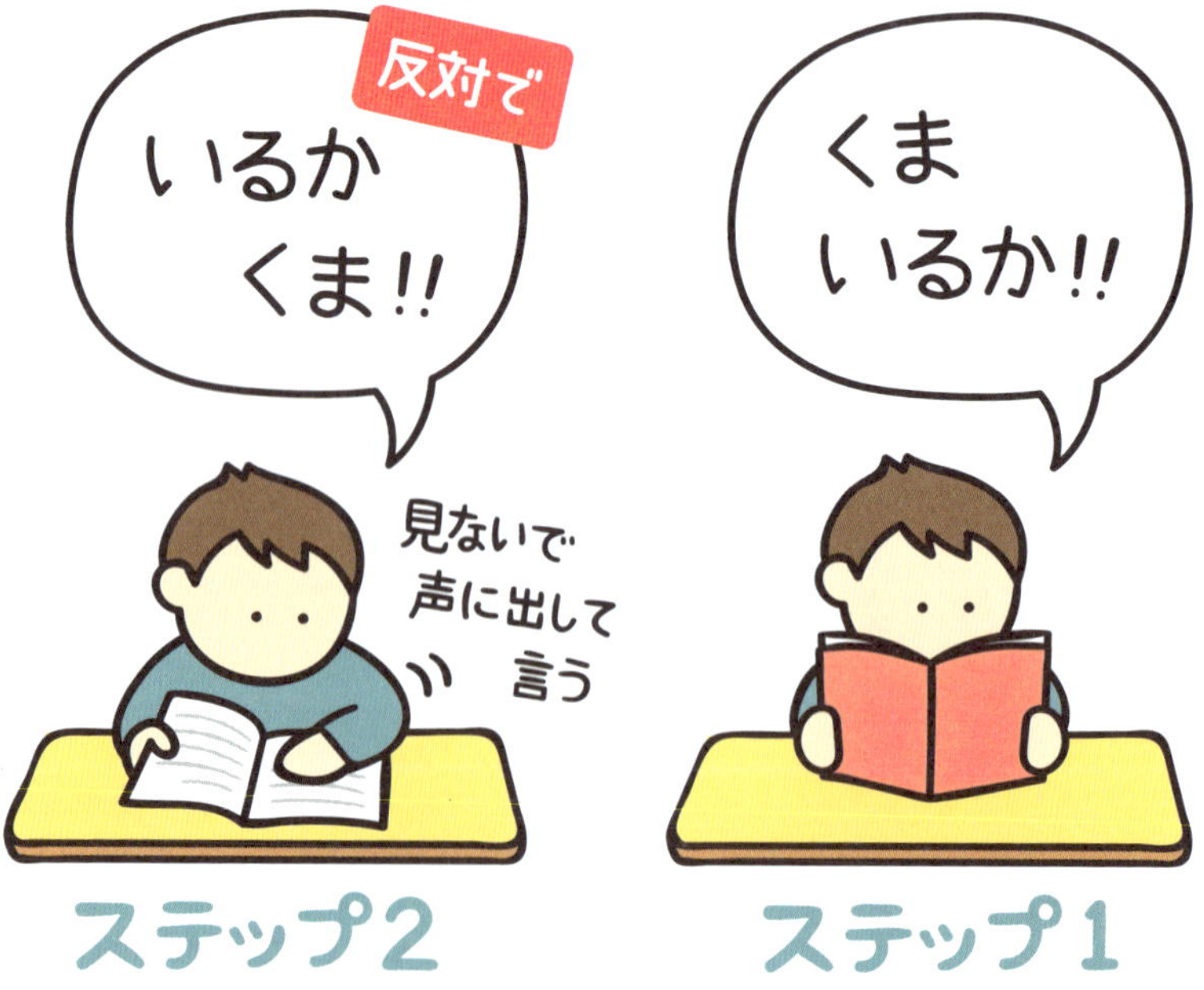

反対で
いるか
くま!!
見ないで
声に出して
言う
くま
いるか!!

ステップ2
字を見ないで逆から暗唱をする

ステップ1
音読をする

①くま、いるか

②きつね、ごりら、わに

③ねこ、いのしし、えび、あしか

④くじら、ほたる、りす、とら、かめ

⑤かえる、おおかみ、たぬき、いぬ、うさぎ、らくだ

⑥さる、くま、きつつき、もぐら、ぱんだ、いるか、ひつじ

解答できた数	問

脳の体操❷ 記憶力⑦

インターネットバンキングなどでも使われている認証方法と似た問題です。

暗証番号カードに、番号と数字の組み合わせが書いてあります。

暗唱番号カードを見ながら、表に数字を書き込みましょう。

解答時間　30秒
目標　全問正解

頭の体操 暗証番号カード

NOUTORE TAROU

1番	2番	3番	4番	5番
7	1	5	0	6

6番	7番	8番	9番	10番
4	2	7	3	8

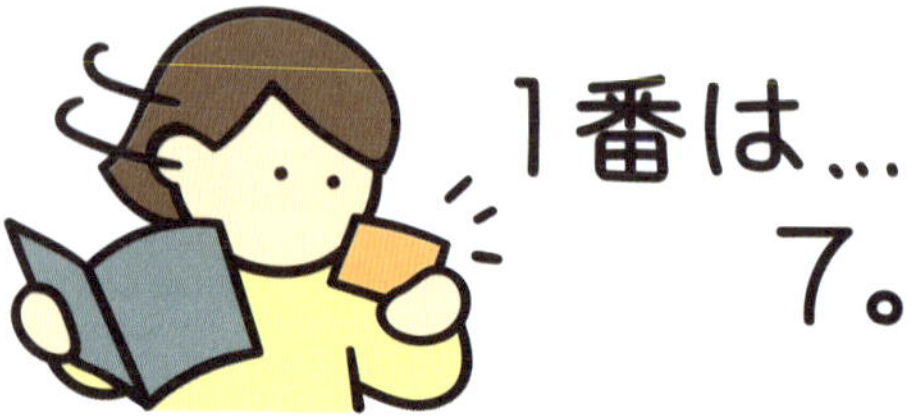

暗証番号カードを見ながら、数字を書き込みましょう。

①	2番	6番	1番	5番	3番	4番
②	7番	4番	3番	2番	9番	5番
③	1番	7番	5番	10番	8番	2番
④	3番	9番	2番	7番	5番	6番
⑤	8番	1番	4番	3番	10番	2番

解答できた数　　問

脳の体操❷ 記憶力❽

インターネットバンキングなどでも使われている認証方法と似た問題です。

暗証番号カードに、アルファベットと数字の組み合わせが書いてあります。

組み合わせを、すべて覚えましょう。

すべて覚えたら、**暗証番号カードを見ないで、表に数字を書き込みましょう。**

解答時間　30秒
目標　全問正解

頭の体操　暗証番号カード

NOUTORE TAROU

A	B	C	D	E
5	0	3	7	2

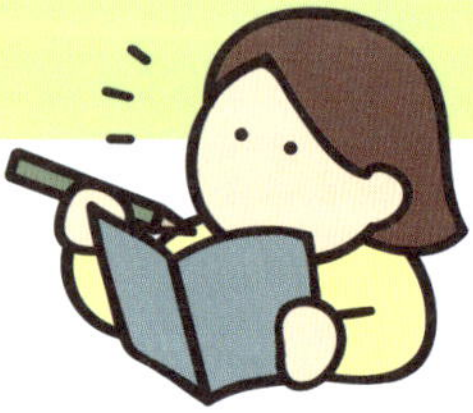

暗証番号カードを見ないで、数字を書き込みましょう。

①	B	D	A	C
②	A	E	B	D
③	E	A	C	D
④	C	B	D	A
⑤	D	A	E	C

解答できた数　　問

脳の体操② 記憶力⑨

ご家族やお友達など、誰かとペアになって行います。

ペアになったら、問題を出す人と答える人に分かれましょう。

問題を出す人は**「1から9まで」の数字のいずれかを、できるだけバラバラの順番で、テンポよく発声**します。

答える人は**「1、4、7」のいずれかを言われたら、利き手で「グー」**を出します。

「2、5、8」にはチョキを、**「3、6、9」にはパー**を出しましょう。

目標　10回連続で正解

［やり方の例］

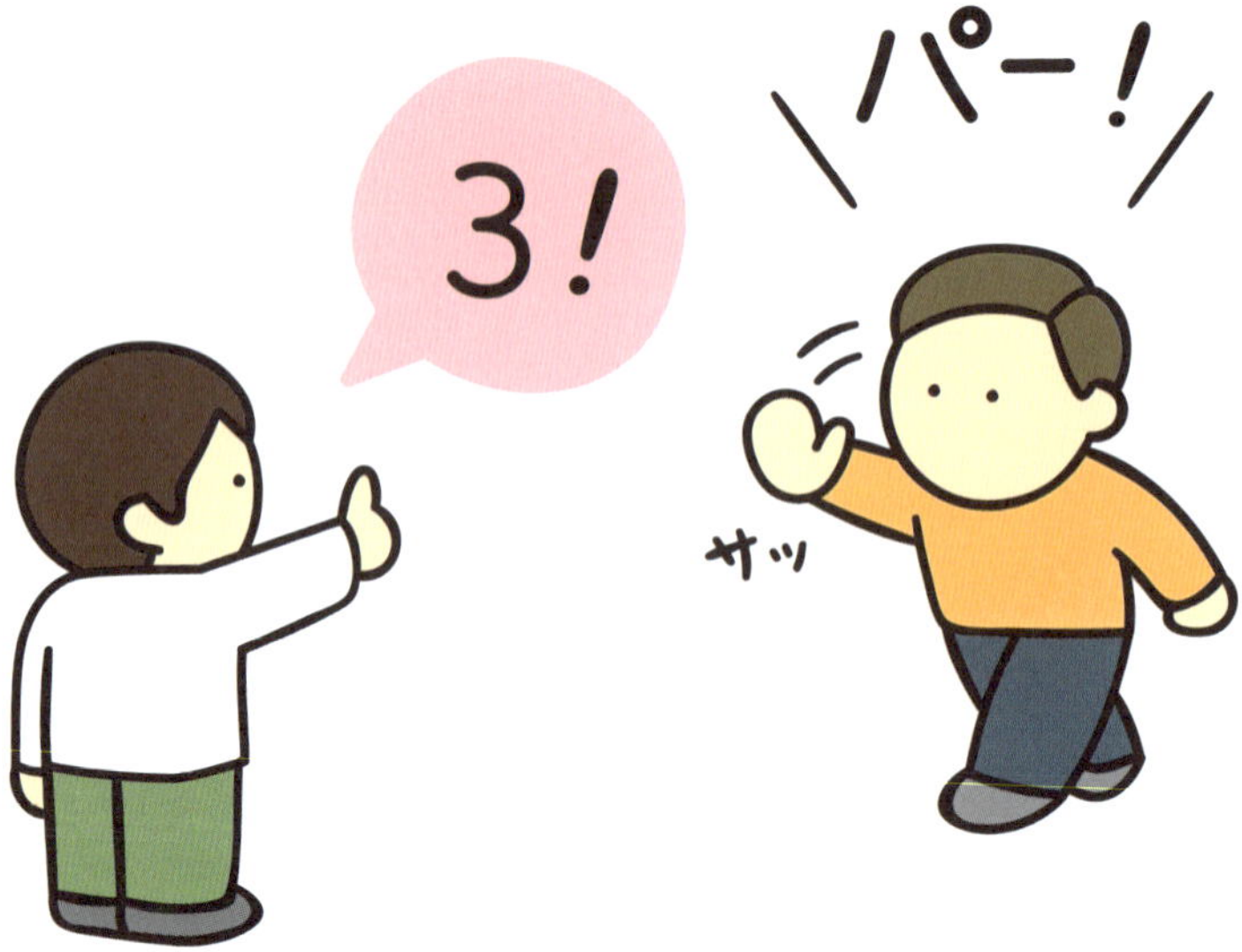

できるだけ、テンポよくやりとりしましょう。

［ 確 認 ］

1、4、7

⬇

利き手でグー

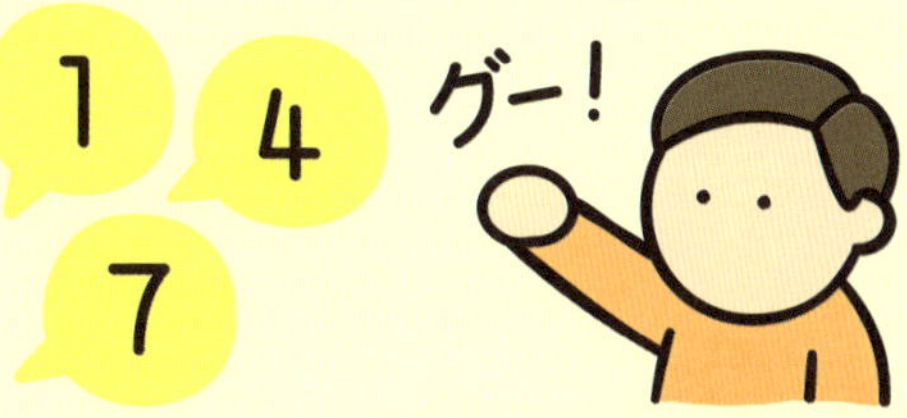

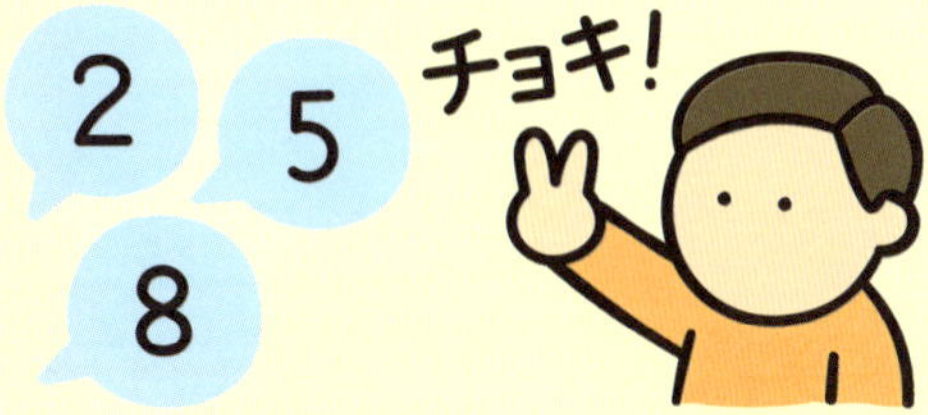

2、5、8

⬇

利き手でチョキ

3、6、9

⬇

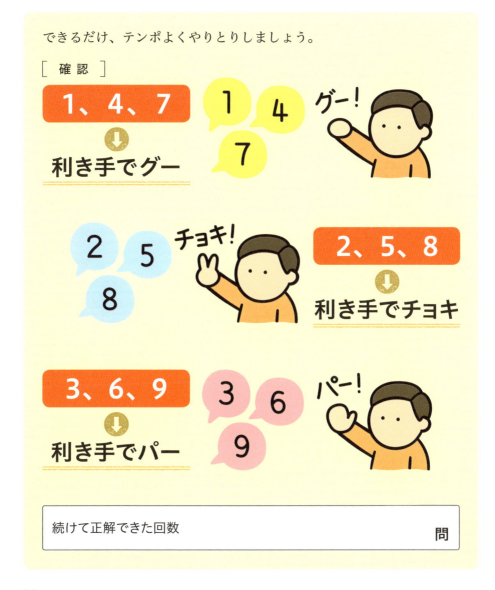

利き手でパー

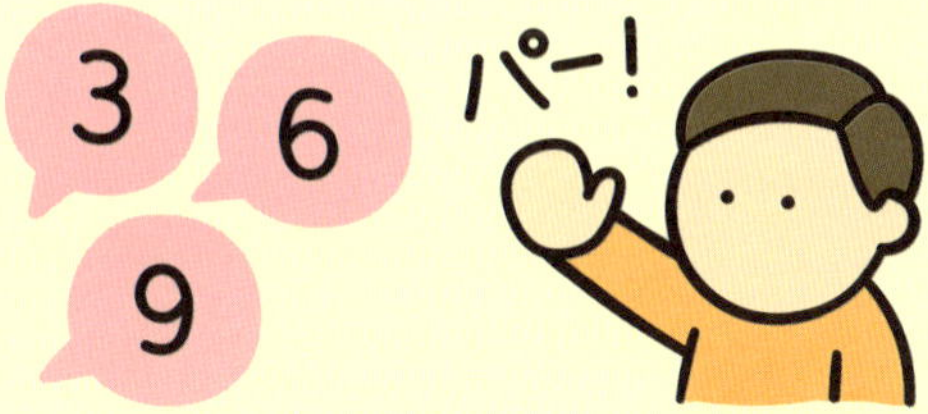

続けて正解できた回数	問

脳の体操3 活性化のトレーニング① 行動制御

ここから2つは、脳を活性化させていく体操です。最初のテーマは「行動制御」です。例えば、**右手と左手で別々の動きをすることで、どちらかにつられてしまうといった「思わず」の行動を制御する機能**です。「前頭前野」と「運動連合野」や「運動野」といった運動領域の間で、情報を処理する力を鍛えていくのが目的です。

行動制御の能力は「がまんする力」とも関連しています。がまんする力は、記憶力のように年齢とともに下がりやすい機能です。認知症患者が介護者に向かって、暴言を吐いたり、暴力を振るうことがあると聞いたことはないでしょうか。

認知症の人は、あらゆることに対する理解力が低下しているため、ささいなことで不安を感じたり、イライラしやすくなってしまいます。不安やイライラを調整することができず、もどかしさを暴言や暴力という行動にうつしてしまうのです。

程度の差こそあれ、**加齢による脳機能の低下から必要に応じたがまんができなくなる高齢者は多いのです。そのままでは、人間関係のトラブルにも発展しかねません。**

行動制御の体操を使って脳を活性化させて、脳トレ効果を高めていきましょう。

イライラも不安感も脳の老化が原因です！

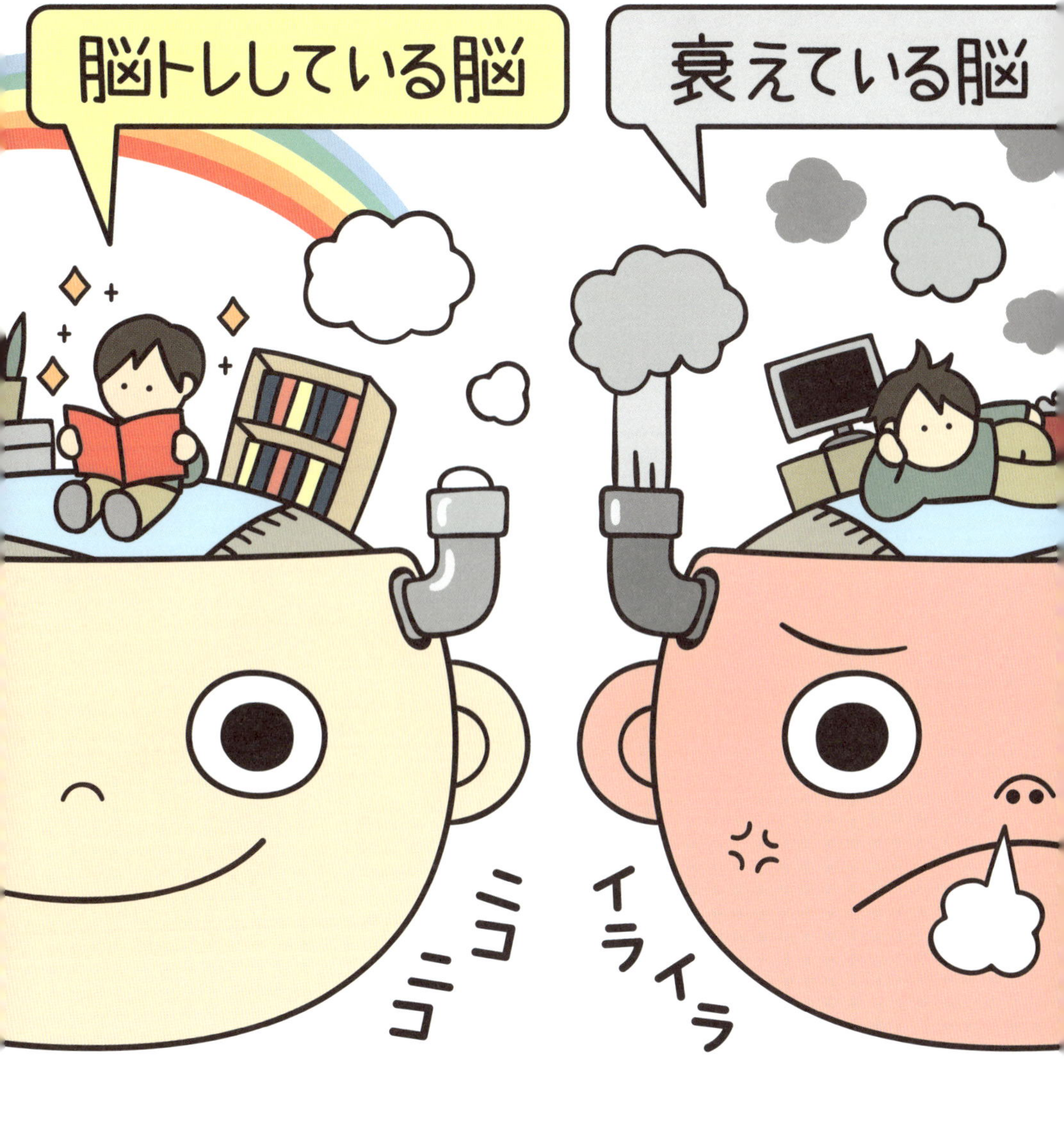

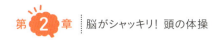

脳の体操❸ 行動制御❶

左右の手で別の動きをしていきます。
利き手は**「グー」から順に指を１本ずつ立てていき「パー」まで開いたら「グー」に戻って、繰り返します。**
利き手ではないほうの手は**「グー・チョキ・パー」と連続して、動かし続けます。**
両手を同じタイミングで、できるだけ速く動かして、利き手の運動を４周しましょう。

目標時間 20秒

コツ

・利き手が「グー」と「パー」になっているときは、利き手でないほうの手も同じ「グー」と「パー」になります。
・利き手の運動を２周したとき、利き手でないほうの手は４周しています。

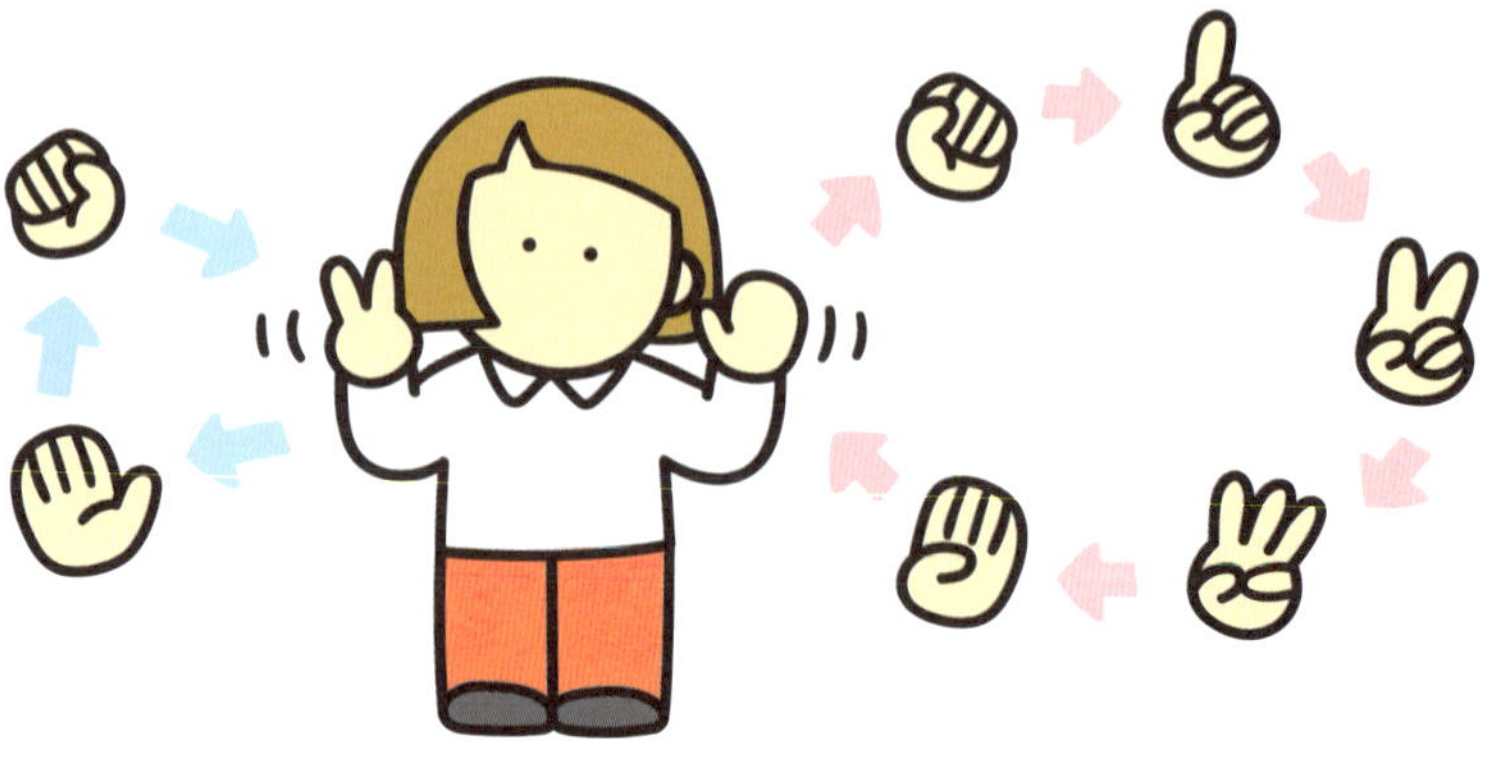

［ やり方 ］

両手を同じタイミングで、できるだけ速く動かしましょう。

利き手は

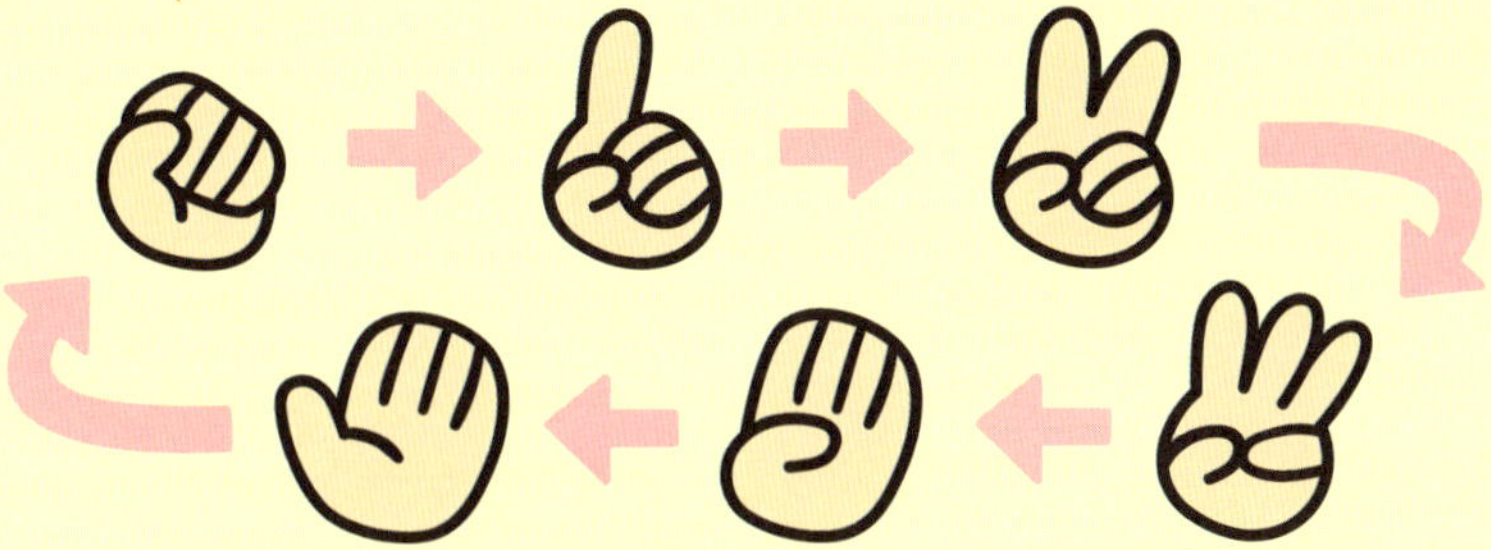

利き手でないほうの手は

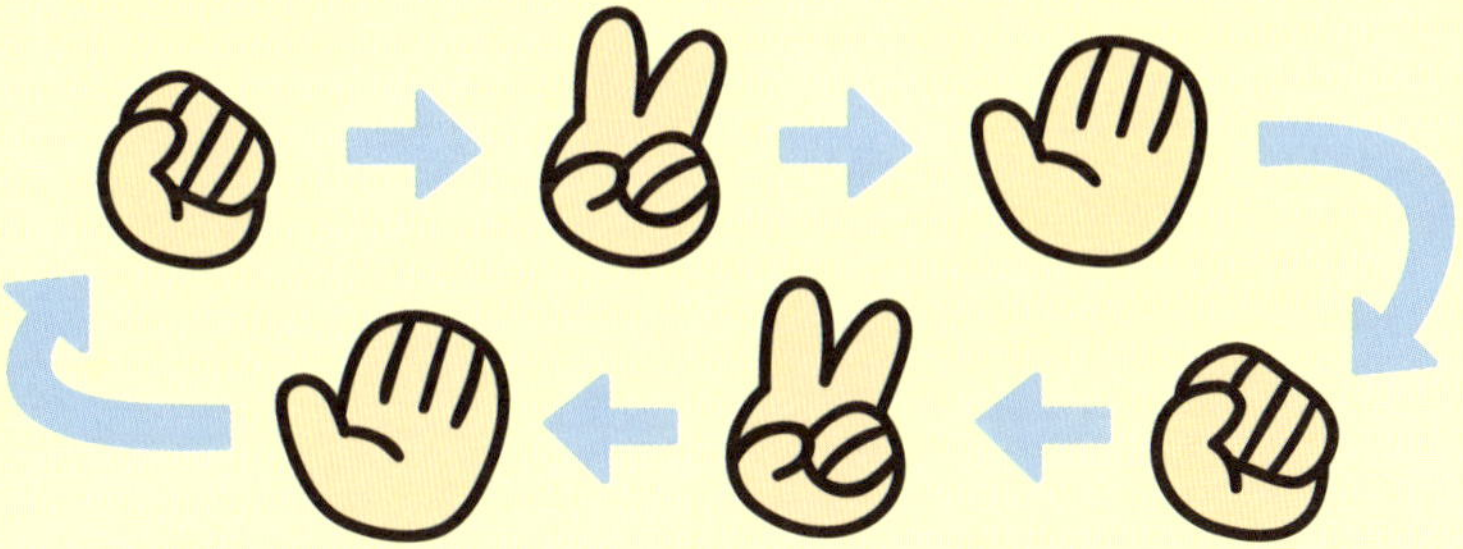

利き手を4周動かすのにかかった時間	秒

脳の体操③ 行動制御②

左右の手で別の動きをしていきます。

右手は「三拍子」のリズムで「1、2、3」と空中や机に、三角形を描くように動かします。

左手は「四拍子」のリズムで「1、2、3、4」と空中や机に、四角形を描くように動かします。まずは、それぞれが上手にできるように少し練習をしてみましょう。できるようになったら、本番です。

右手で三拍子、左手で四拍子を同時に動かします。できるだけ速く動かして、左手を3周しましょう。

目標時間 20秒

［やり方］

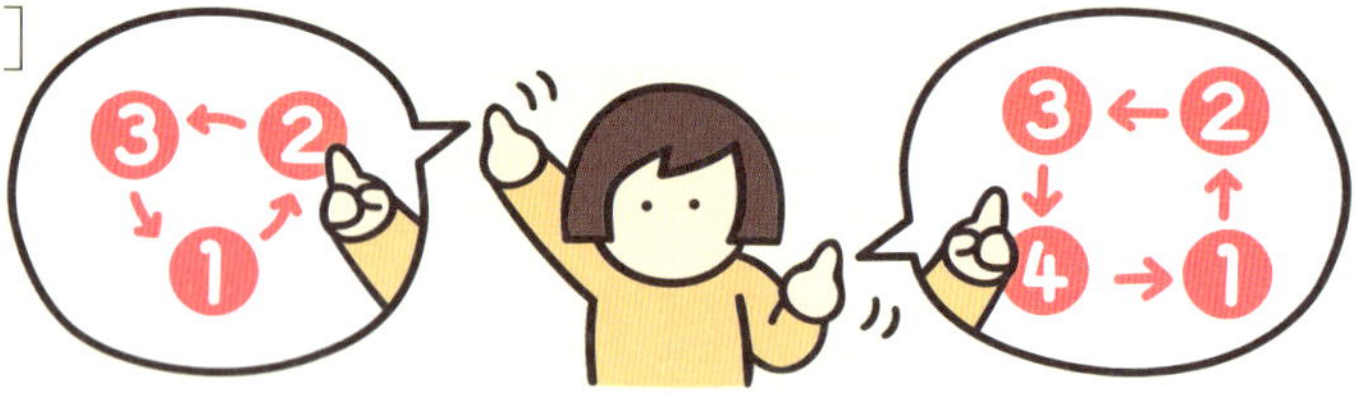

コツ

・右手が4周、左手が3周したときに、両手が同時にはじめの位置に戻ります。

・成功したら「左手で三拍子、右手で四拍子」に変えて、同じ運動を行いましょう。

左手を3周動かすのにかかった時間	秒

手の動きに慣れてきたら**「手」と「足」に変えて、**動いてみましょう。

右足は「三拍子」のリズムで「1、2、3」と床に、三角形を描くように動かします。

左手は「四拍子」のリズムで「1、2、3、4」と空中に、四角形を描くように動かします。

成功したら、**「左足で三拍子、右手で四拍子」**に変えて、同じ運動を行いましょう。できるだけ速く動かして、手を3周しましょう。

目標時間 20秒

［やり方］

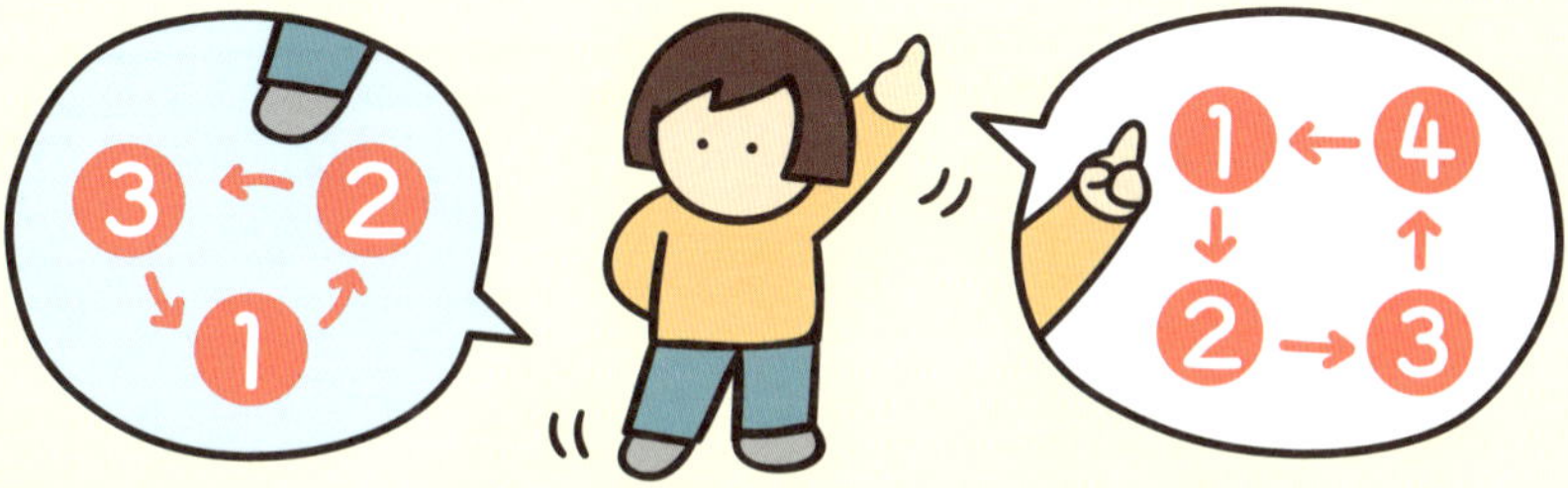

コツ

・足が4周、手が3周したときに、両方が同時にはじめの位置に戻ります。

手を3周動かすのにかかった時間	秒

脳の体操③ 行動制御③

左右の手で別の動きをしていきます。

利き手の人差し指で、自分の顔の「おでこ→あご→右耳→左耳」を順に触る動きを繰り返します。**利き手ではないほうの手を「パー・チョキ・グー」**と連続して動かし続けます。

まずは、それぞれが上手にできるように少し練習をしてみましょう。

できるようになったら、本番です。

両手を同時に動かしましょう。

利き手の運動を、できるだけ速く行って４周します。

目標時間 20秒

コツ

・利き手が４周したとき、利き手でないほうの手は５周しています。
・利き手の３周目の最初（おでこを指しているとき）は、利き手でないほうの手は「グー」です。

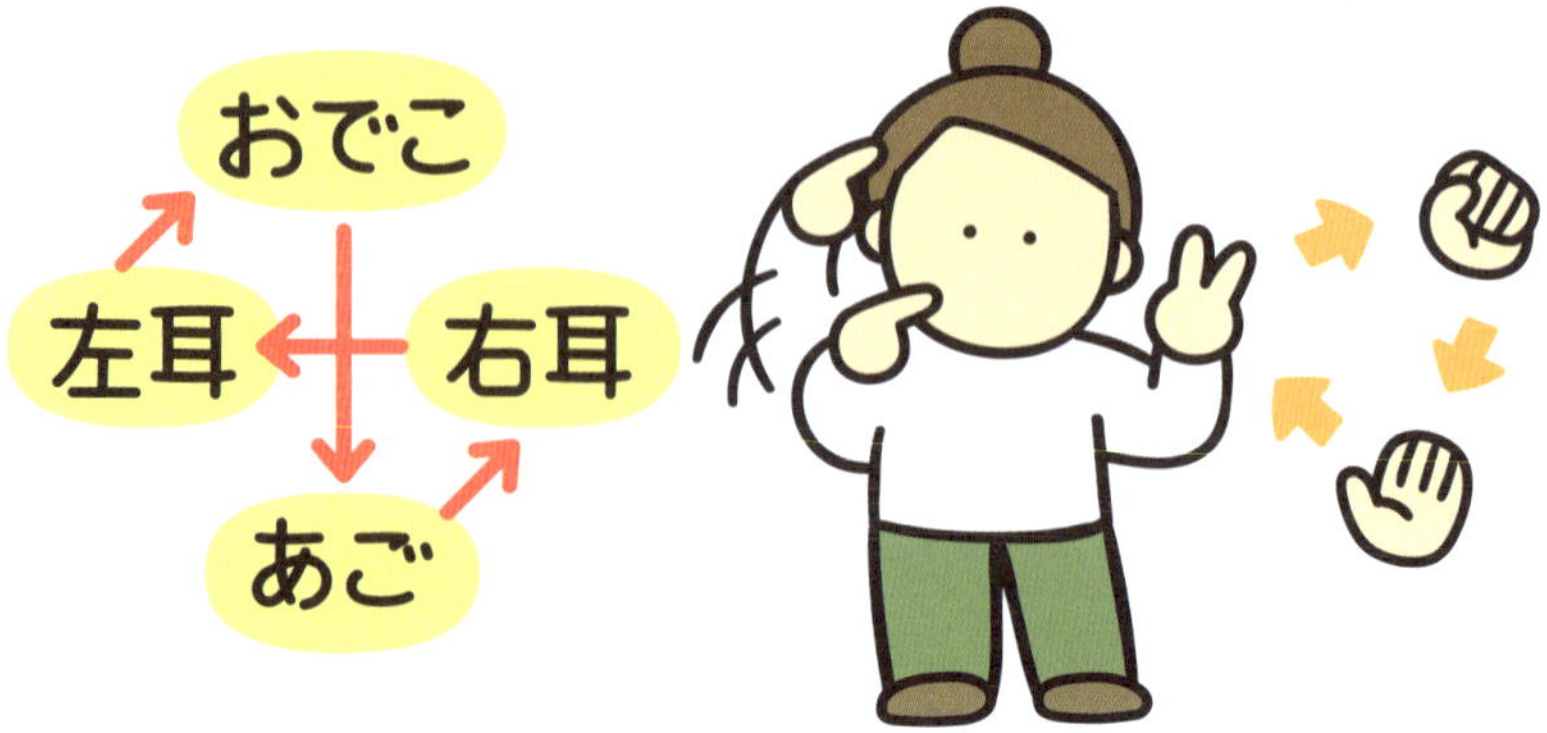

［やり方］

両手を同じタイミングで、できるだけ速く動かしましょう。

利き手は

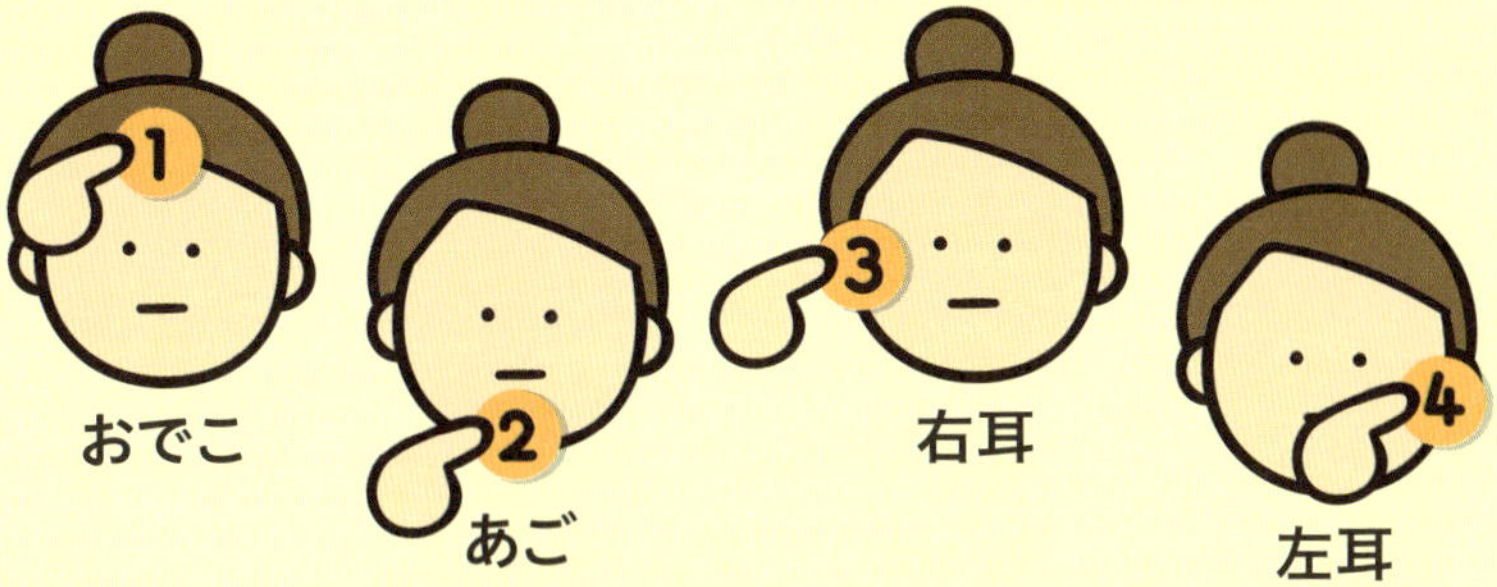

利き手でないほうの手は

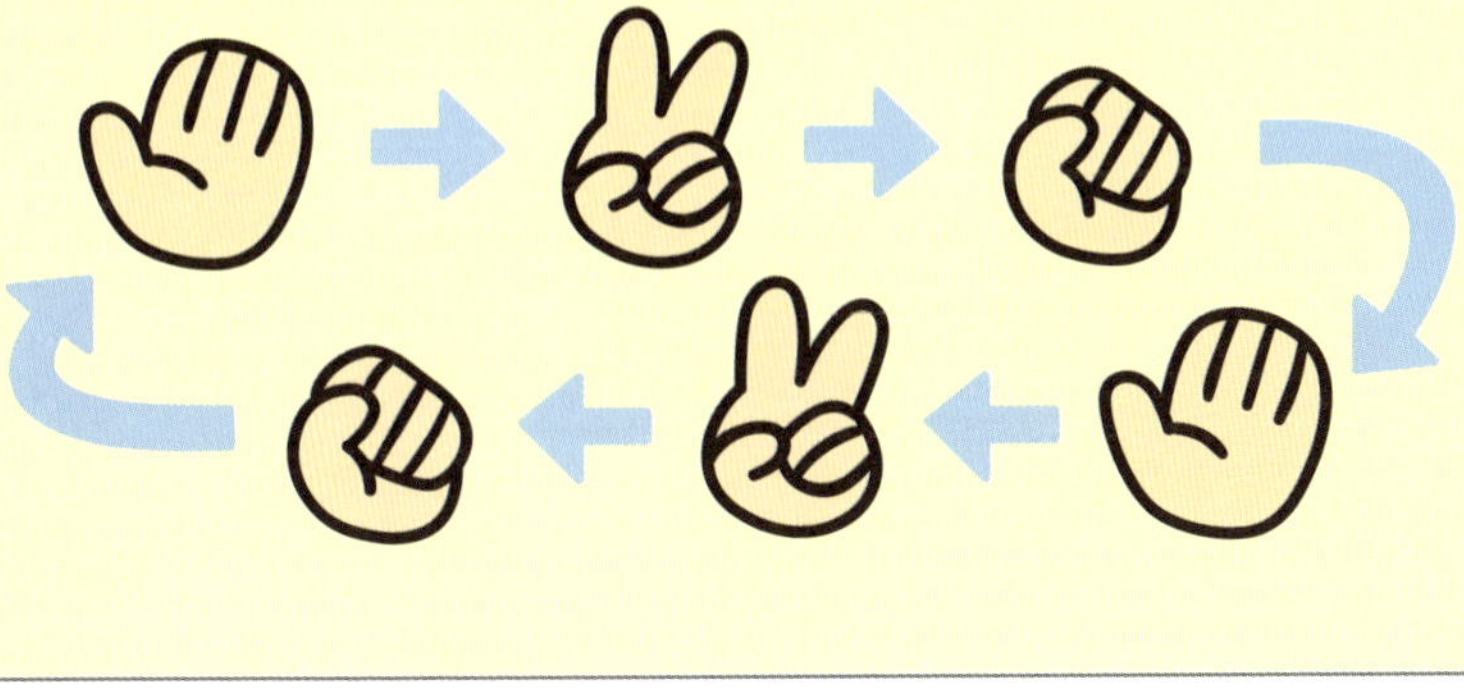

利き手を4周動かすのにかかった時間	秒

脳の体操④
活性化のトレーニング② 空間認知

ここまでは「前頭前野」を鍛えることを中心に脳トレをしてきましたが、次の体操では「頭頂連合野」がターゲットです。頭頂連合野は、言葉の通り頭頂部に存在して、私たちの周囲の状況に関する情報を集める働きや、さらには認知する働きにおいて、中心的な役割を担っています。空間や時間を把握したり、視覚や聴覚などさまざまな感覚的な情報を統合しています。

日々の生活のなかでは、地図を読んだり、方向を認識したり、ものの距離・遠近感や上下左右を判断するときなどに使われています。

前頭前野ほどではありませんが、頭頂連合野もまた、歳を重ねるごとに機能が衰えやすい領域といわれています。脳の「空間認知力」を刺激して、活性化を促していきましょう。

また、前頭前野だけでなく、頭頂連合野を刺激することで、脳をより広い範囲で使うことができるという側面もあります。脳全体をバランスよく使っていくことで、「使わないから衰える」という状況を改善する効果も期待できるでしょう。

「学習」で、地図を読む、遠近感を正しく感知する能力も上がる!

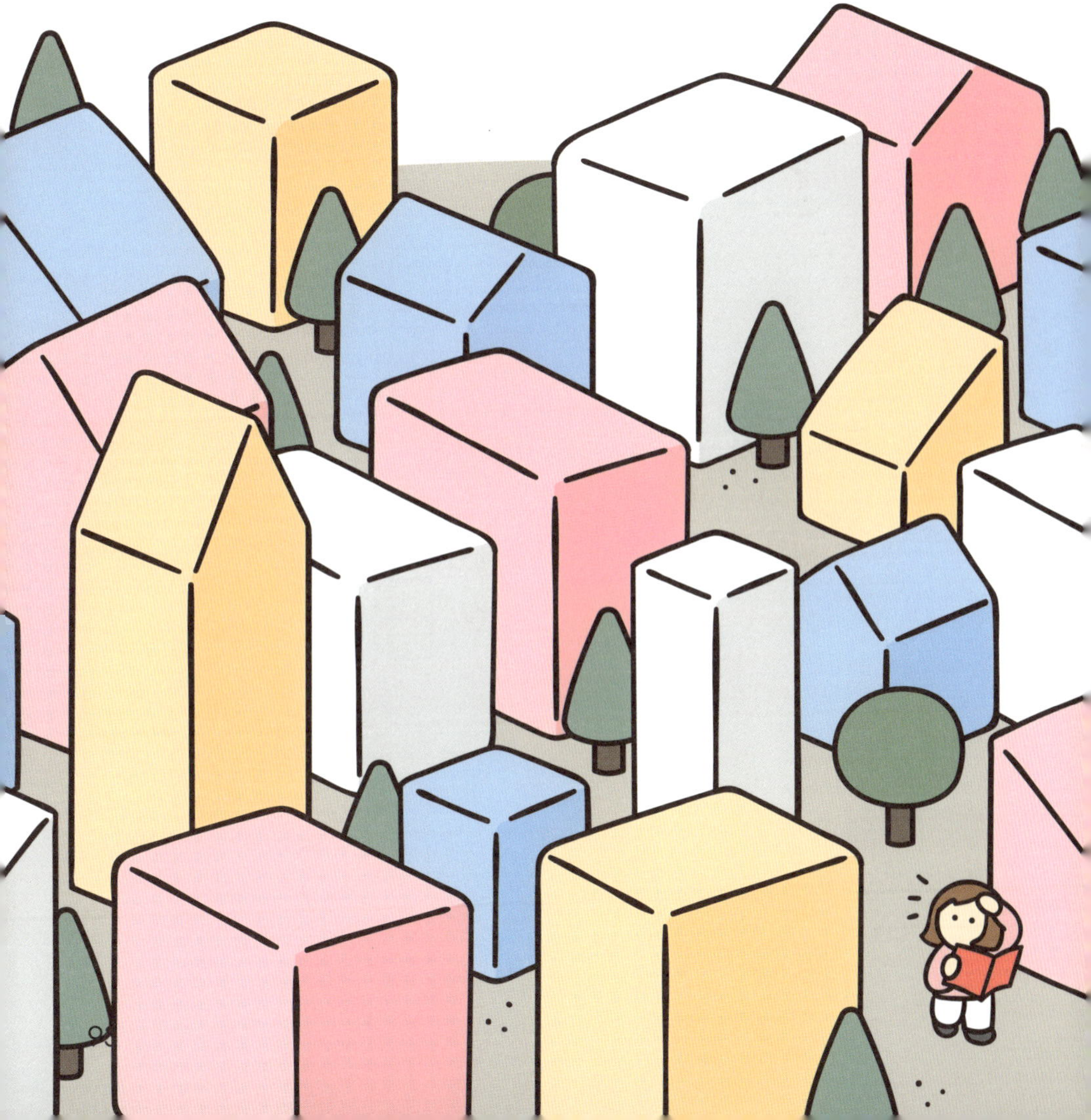

脳の体操④ 空間認知❶

空間的な情報を脳を使って処理していく練習です。

2組の図形があります。

左の図形を頭のなかで回転させたとき、右と同じになるかどうかを「○」か「×」で答えます。

解答時間　3分
目標　全問正解

［やり方の例］

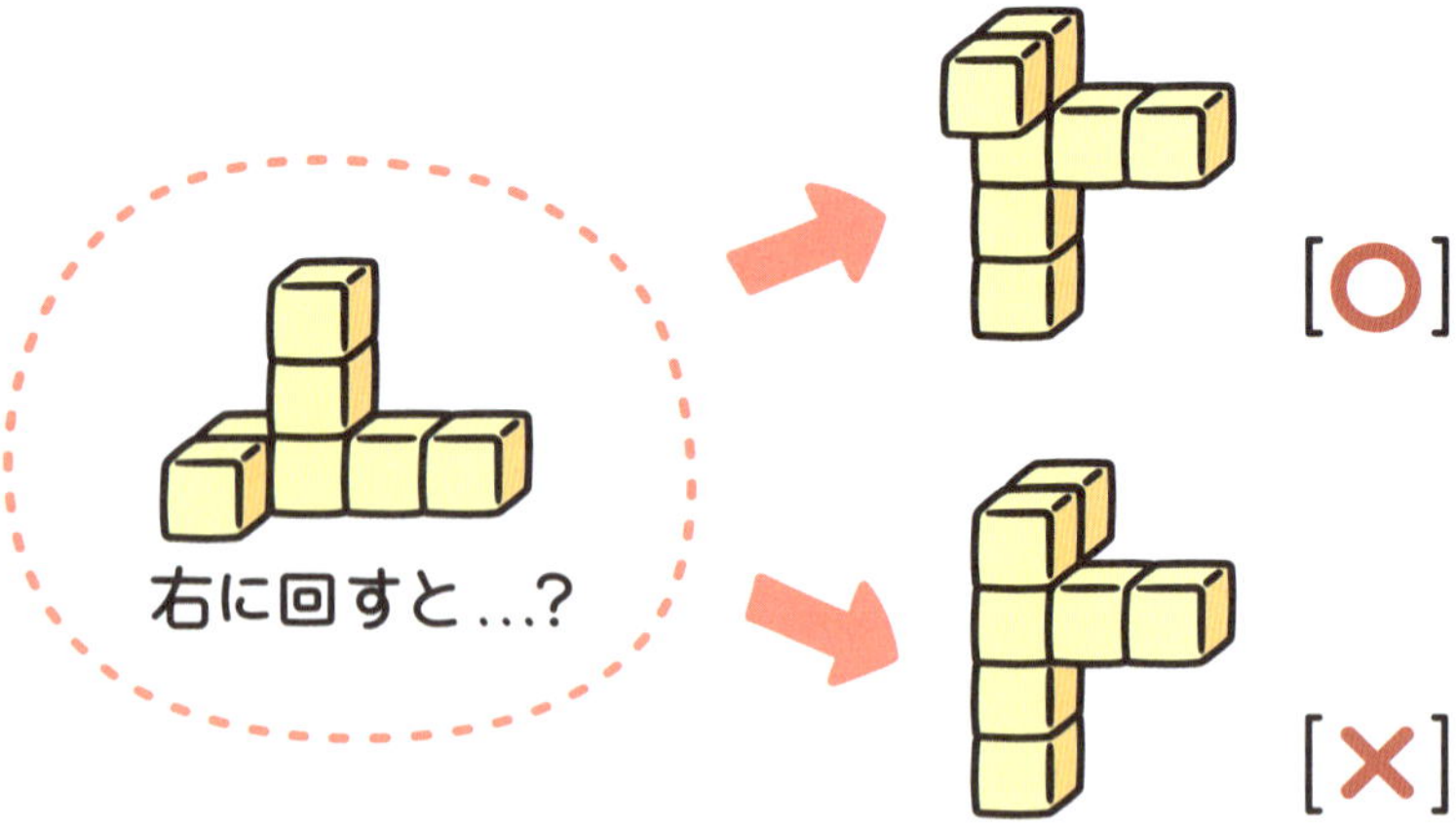

コツ

よく似ているかたちでも、鏡に映ったように図形が裏返っている場合は「×」です。

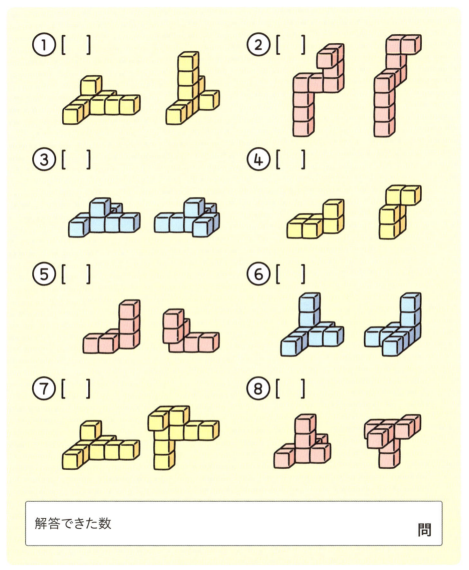

①[　]

②[　]

③[　]

④[　]

⑤[　]

⑥[　]

⑦[　]

⑧[　]

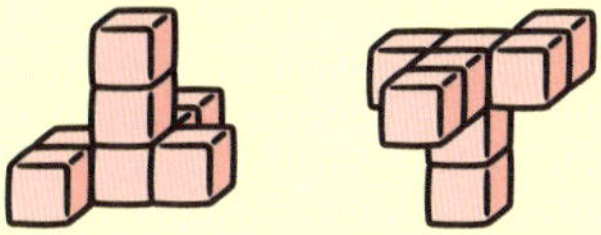

解答できた数　　問

正解 ① × ② ○ ③ × ④ × ⑤ ○ ⑥ × ⑦ ○ ⑧ ×

脳の体操④ 空間認知❷

空間的な情報を脳を使って処理していく練習です。

2組の文字があります。

左の文字を頭のなかで回転させて、右と同じになるかを「○」か「×」で答えます。

解答時間　3分
目標　全問正解

［やり方の例］

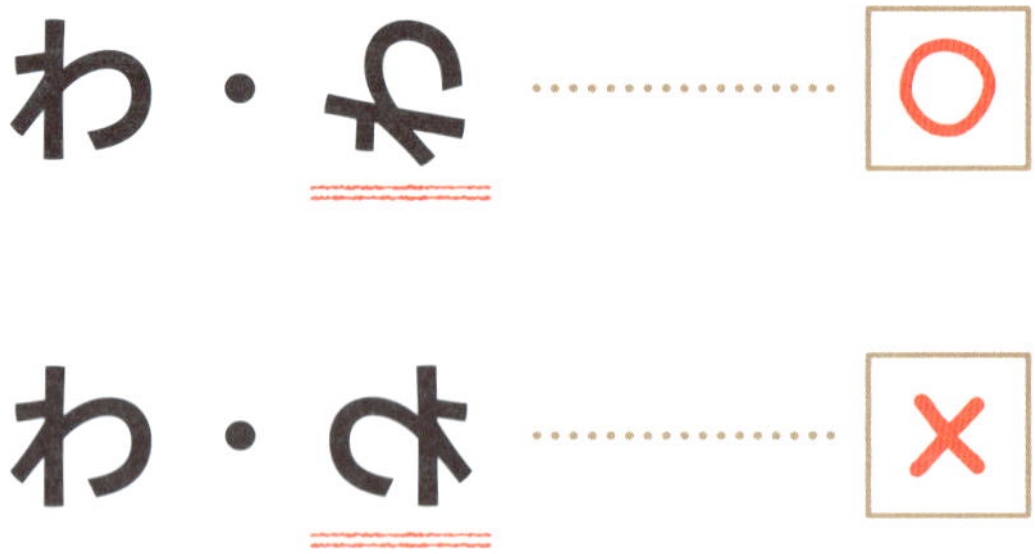

コツ

よく似ているかたちでも、鏡に映ったように文字が裏返っている場合は「×」です。

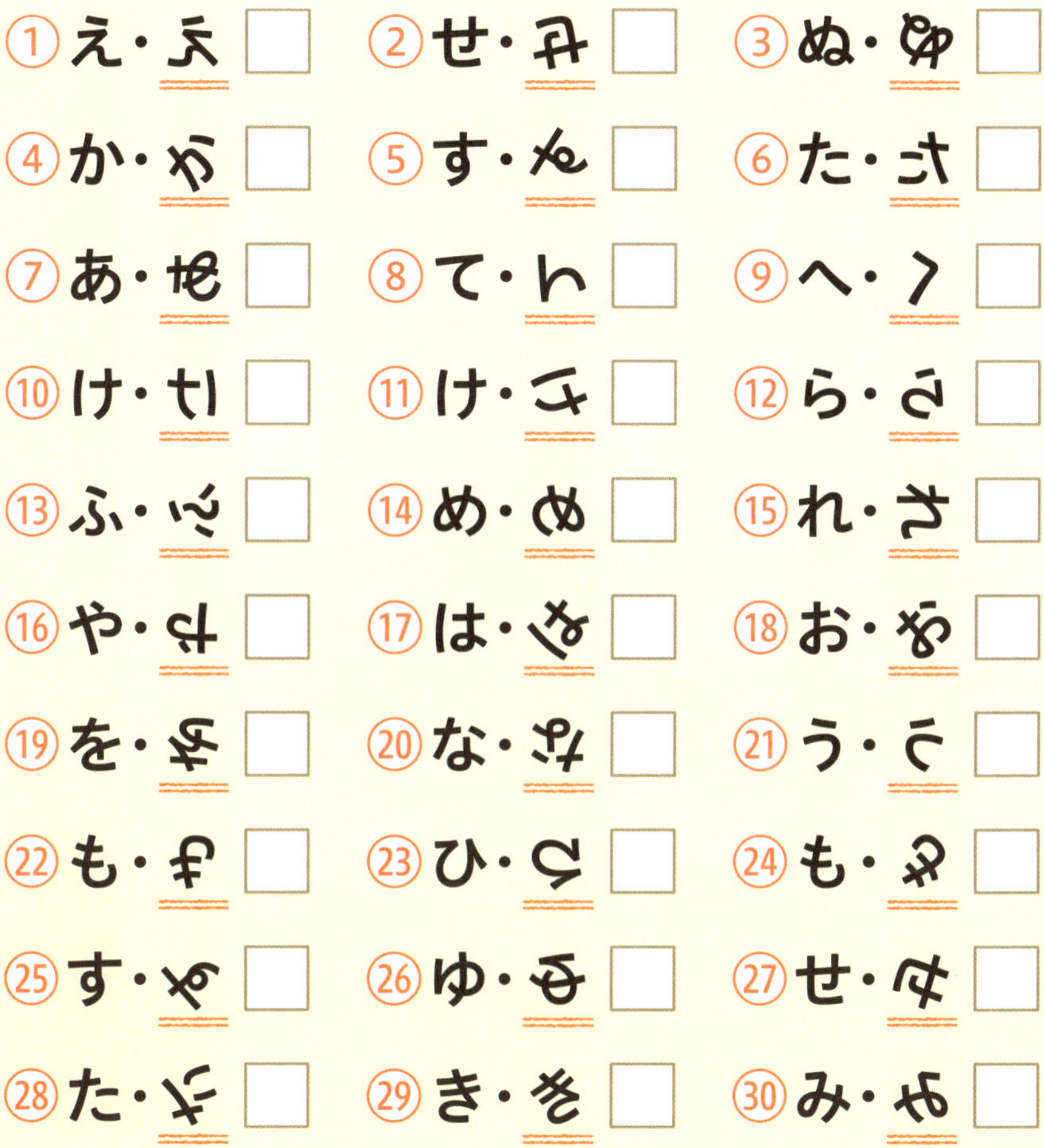

解答できた数　　問

正解　①× ②○ ③○ ④○ ⑤× ⑥× ⑦× ⑧× ⑨○ ⑩× ⑪○ ⑫×
⑬× ⑭× ⑮○ ⑯○ ⑰○ ⑱○ ⑲× ⑳○ ㉑× ㉒× ㉓○ ㉔○
㉕○ ㉖○ ㉗○ ㉘× ㉙○ ㉚×

脳の体操 5 総合力を鍛える

「脳の体操」の仕上げです。ここまで鍛えてきた、頭の「回転速度」「記憶力」「行動抑制」「空間認知」を一度に使う問題を、トレーニングの最後に行いましょう。心がけることは、やはり「できるだけ速く」です。

左上より順番に、描かれている**動物の名前をできるだけ速く答えましょう。**ただし、動物の絵が**「上下逆さま」**になっているときは、**名前も逆さまから読みます。**

目標時間 30秒

［ やり方の例 ］

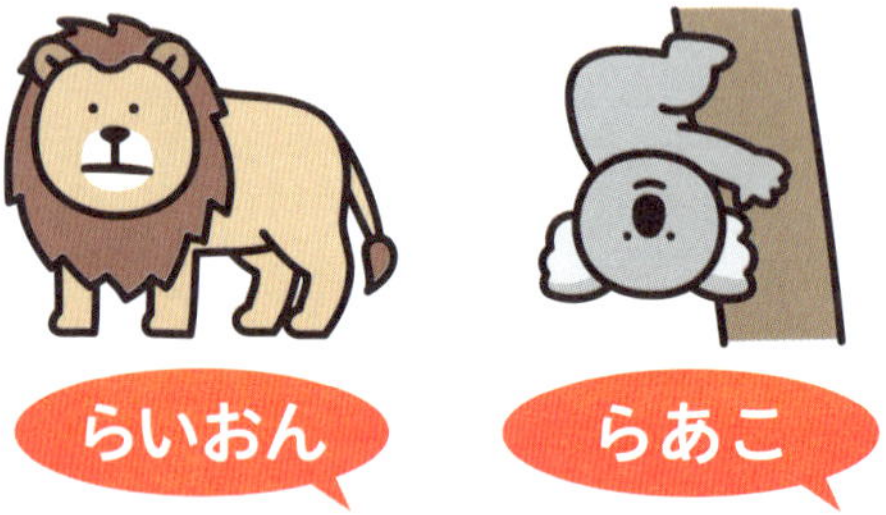

コツ

動物は、できるだけ正式な名前で呼びましょう。

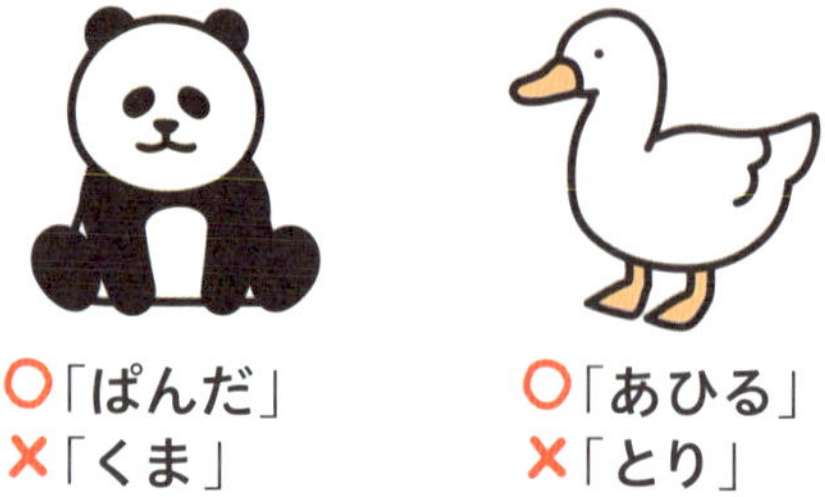

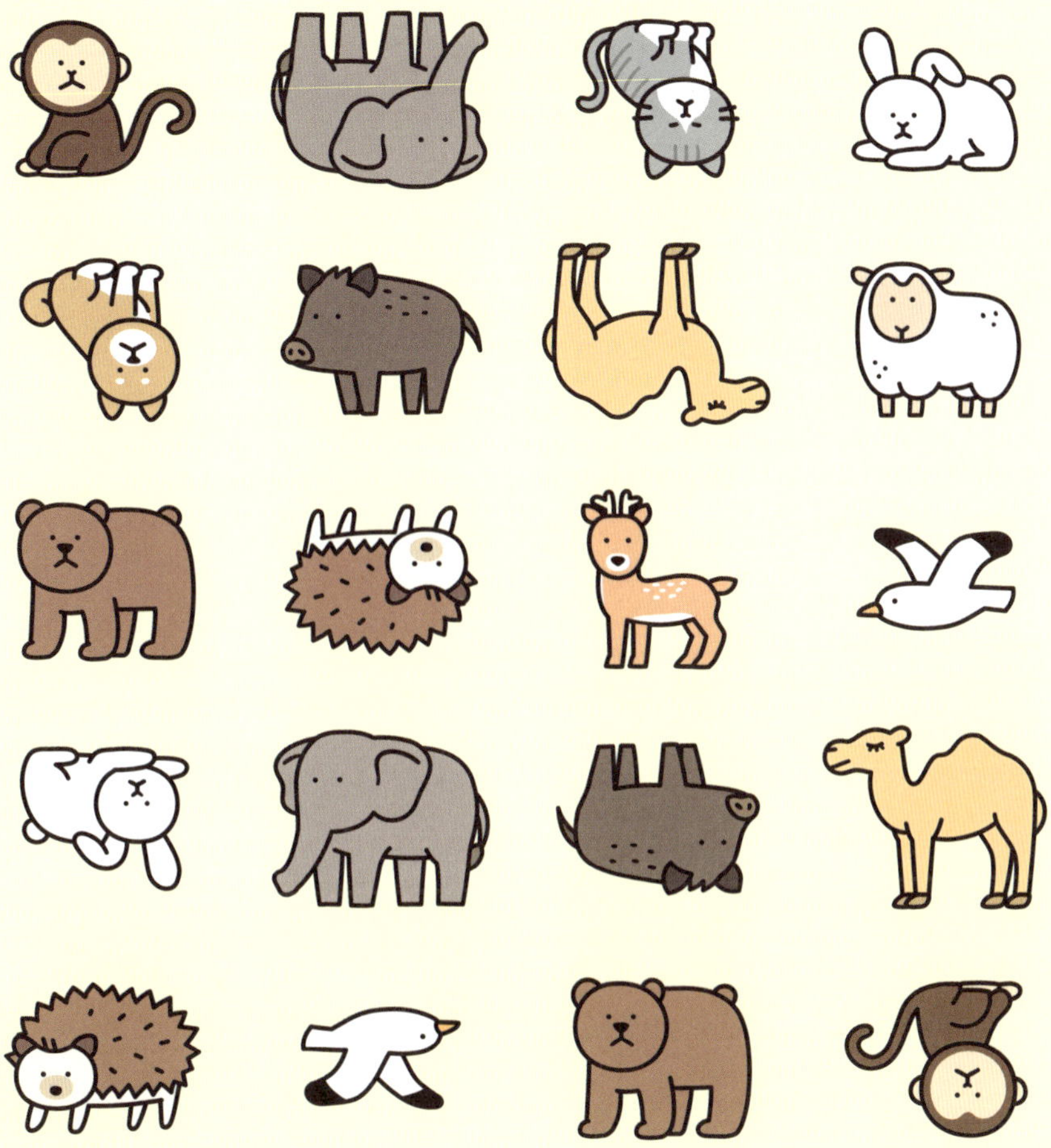

解答時間　　　　秒

第3章

脳によい生活、脳が衰える生活

数字や文字といった記号の処理をする頭の体操以外にも、
たくさんある脳を活性化させる方法をお伝えします。

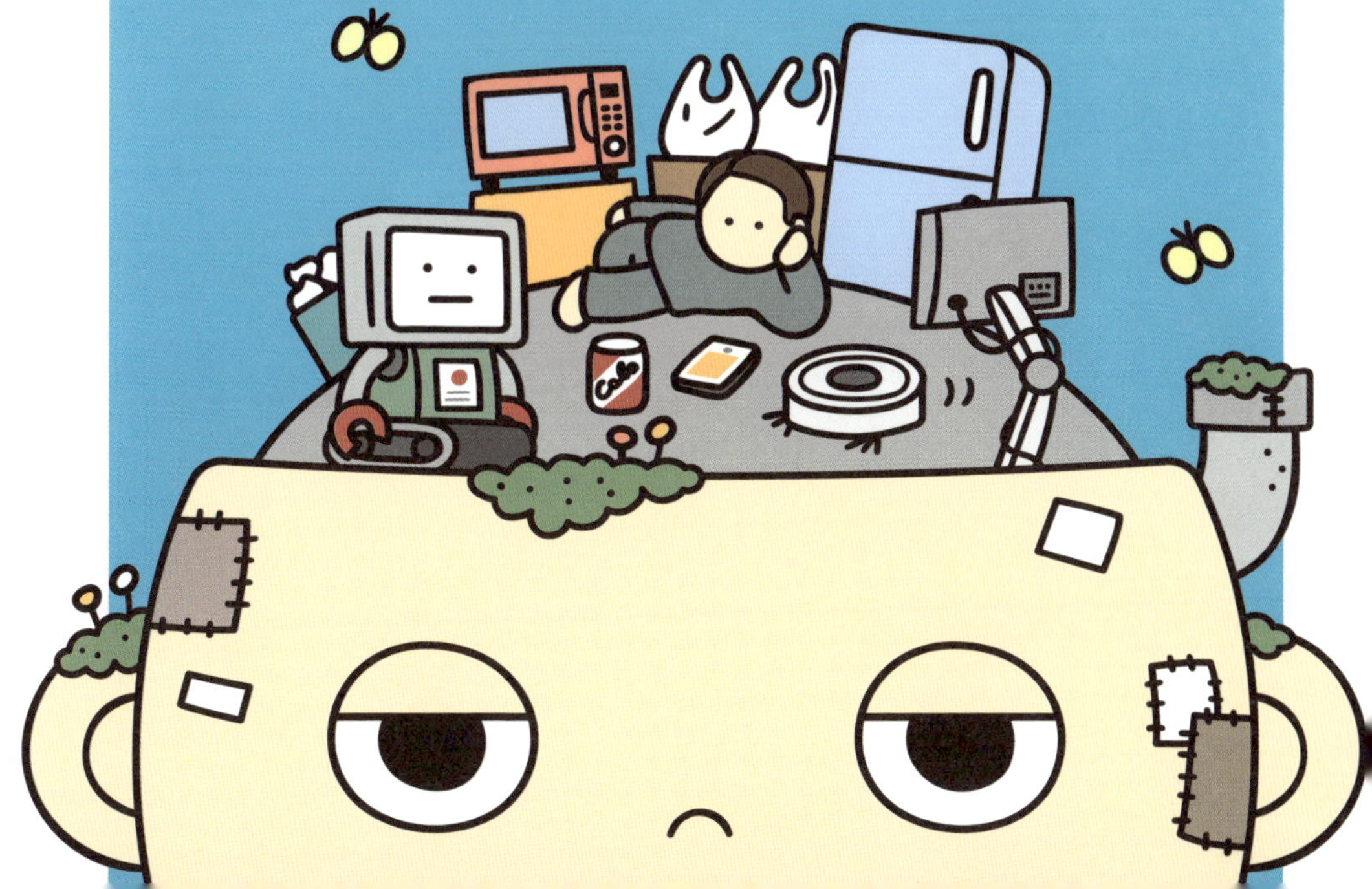

「ラクで便利」を選ばない

脳によい生活とは――。考えるにあたって、まずは第1章のなかで紹介した、脳が衰えるわけを明確にとらえた、英語のフレーズを思い出したいと思います。

「**Use it or lose it（ユーズイット・オア・ルーズイット）**」。

意味は「使わなければ、ダメになる」でしたね。脳が衰えるのは「使わないから」であり、積極的に「使う」習慣づけをすれば、衰えた機能を取り戻すことができる、ということでした。

1日10～15分の「頭の体操」を毎日実践することで、脳を積極的に「使う」習慣づけをしていこう、というのが本書の目的です。もちろん、それだけでもすばらしいことなのですが……。

1日24時間と考えると、脳トレをしていない時間は23時間と45分。そのなかには睡眠時間も含まれますが、それでも結構な時間です。23時間と45分の間に過ごす**生活のなかにも「使わなければ、ダメになる」の考えを持ち込むことで、もっと効率的に脳を活性化していくことができるはずです。**

私たちの生活は、日進月歩。なかでも家電の進化はすさまじく、食器あらいも雑巾がけも、かんたんな調理も、ほとんどが「スイッチオン」ですべてが終了。どんどん手間をかけなくてもよくなってきています。しかし、実はその「手間」こそが、生活のなかで、脳を「使う」絶好のチャンスだったのです。

日々のちょっとしたことに手間をかけなくてよくなった代わりに、私たちはみずから脳を使う時間を削ってしまっているのです。つまり、生活のなかで「ラクで便利」を選ぶことは、脳の衰えを加速させることにつながるということ。

ここから始まる第3章では、脳トレをしていない時間も、脳を使って活性化していく「脳によい生活」を送るためのヒントをお届けしたいと思います。

判断の基準は「やっかい」かそうでないか。より手間がかかって「やっかいだなぁ」と感じるほうを選ぶだけで、脳を積極的に「使う」習慣づけが自然とできます。

とはいえ、**ラクで便利な生活に慣れてしまっている状態から、急に最大限にめんどうなやり方に変えてしまうと、負担が大きくて続きません。脳トレと同じく続けることが何よりも大切です。**段階を追って、少しずつ変えていくようにしましょう。

脳に○
脳に×

食事編

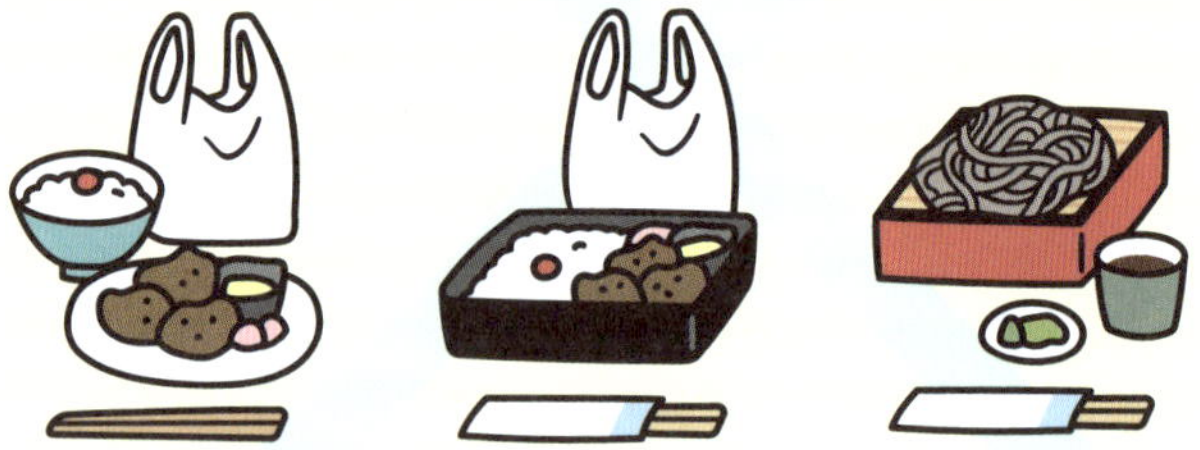

買ってきた惣菜をお皿に盛りつけて食べる

惣菜や弁当を買ってそのまま食べる

外食や出前で済ませる

ラクで便利 → 脳に×

食事については当然、「手づくり」をするのがいちばん脳によい生活となります。すでに手づくりを実践している方は、その行程を変えていきましょう。目標は、事前に決めた献立に適した段取りをし、電子レンジや皮むき器など便利グッズに頼らずに調理をして、定食のようなバランスのよい食事をすることです。

生活習慣を変えることが、本当に脳によい影響を与えるのか。2005年に60歳以上の男性を対象に「毎週2時間以上の調理講習と、それぞれ自宅で毎日30分

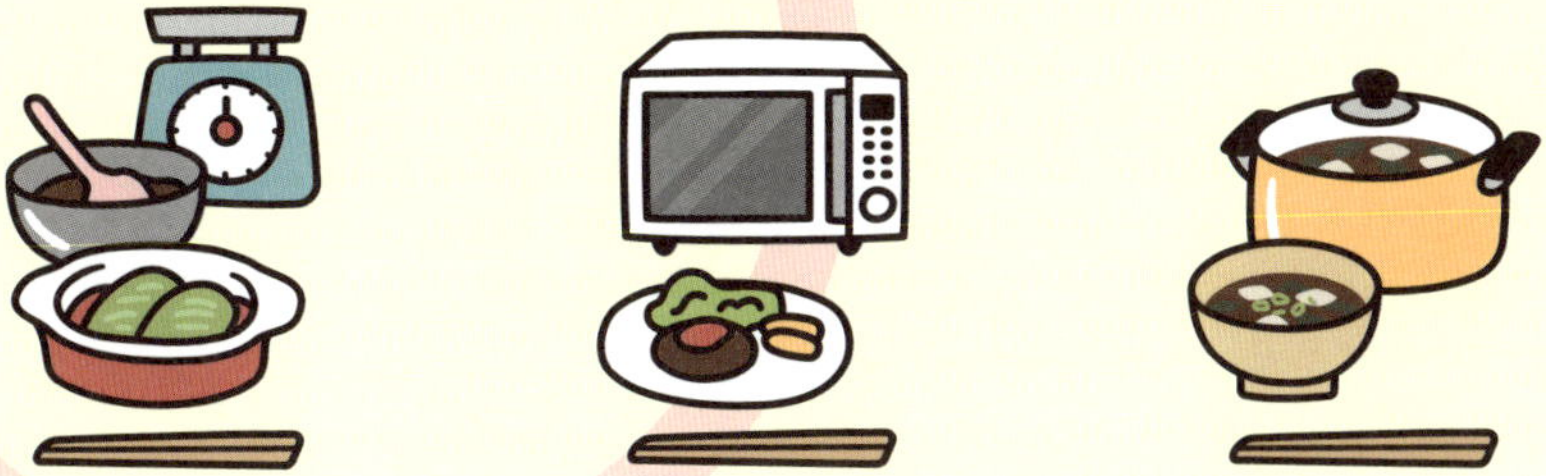

なるべく自分の手を動かしてつくる

電子レンジや便利グッズを使ってつくる

1品だけでもつくる

脳に○ ← 手間がかかってやっかい

以上の調理作業を約3ヵ月続ける」という実験を行いました。

結果はグラフの通り、実験の前後で前頭前野の機能検査が向上していることがわかります。同時に、思考力と総合的作業力にも高まりが認められています。

1日30分の食事づくりで脳が若返った！

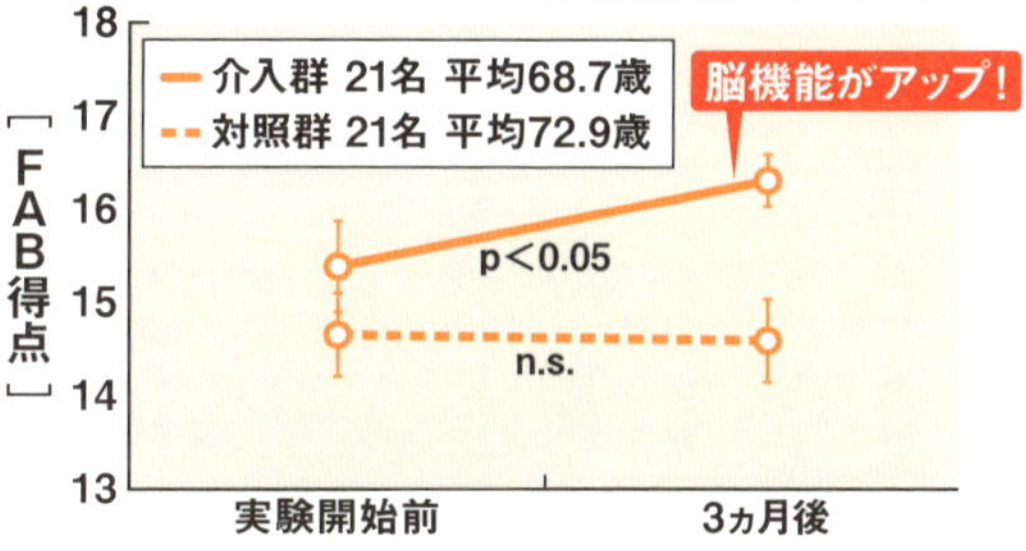

上のグラフは、東北大学と大阪ガスが共同で行った、調理介入実験の結果。毎週2時間の調理講習と自宅で毎日30分以上の調理作業を行った介入群と、行わなかった対照群の3ヵ月後の前頭前野機能を測定。結果、調理を行った介入群の機能が格段にアップしたことが判明。

脳に○
脳に×

そうじ編

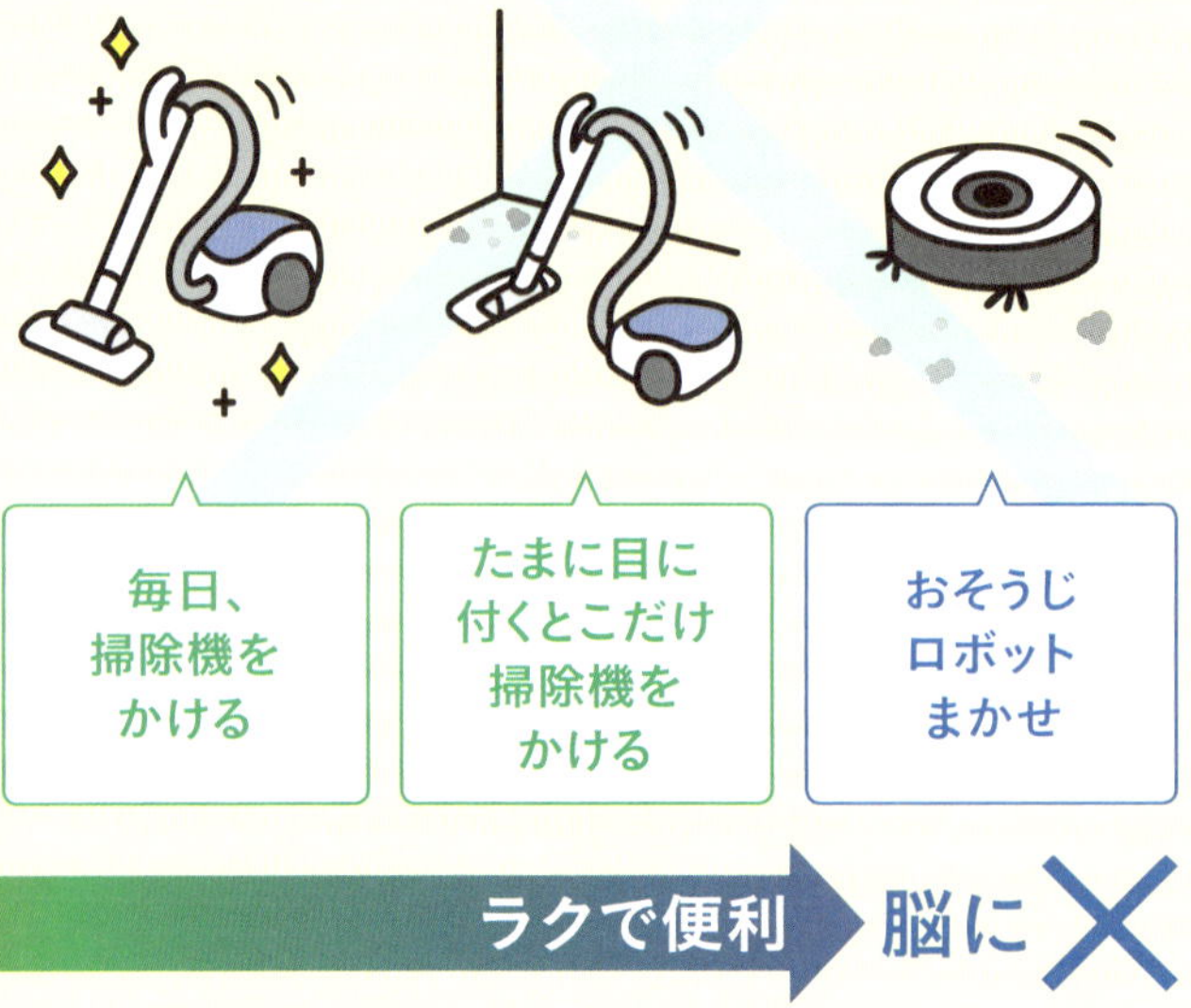
毎日、掃除機をかける
たまに目に付くとこだけ掃除機をかける
おそうじロボットまかせ
ラクで便利
脳に×

最新の掃除機や使い捨てができるそうじシートなどは、毎日のそうじを格段にラクにしてくれました。最近ではボタン1つで動くおそうじロボットまで普及しつつありますが、やはり、頼りすぎてしまうと脳を衰えさせることに。掃除機よりはほうきやはたき、そうじシートよりは雑巾のほうが、当然手間がかかるので脳は鍛えられます。

なぜ、料理もそうじも自力で行うことが脳によい影響を及ぼすのか。自力でやるにはどちらも「段取り」が必要になっ

毎日、ほうきとはたきと雑巾でそうじする

たまにほうきとはたきと雑巾でそうじする

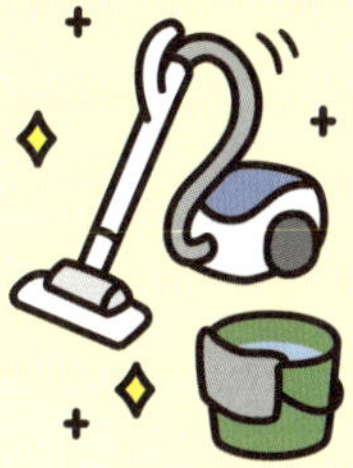

掃除機のあと雑巾がけをする

脳に○　←　手間がかかってやっかい

てくるからです。

料理であれば献立を考えて、必要なものをあらい出して買いものに行く。仕上がりまで時間がかかるものから先に始めたり、洗い物が多くならないよう手順を工夫したりします。そうじであれば先に物を整理整頓し、それからはたきやほうき・ちりとりを使ってホコリやごみを取り除き、最後に雑巾でふき上げる——といったように、効率を考えながら行動することになります。

段取ることとは、少し先の未来を考えること。空間を把握したり、時間を考慮したり、記憶したり。これまでの前頭前野の働きの話で出てきたことばかりですね。

脳に○ 脳に×

コミュニケーション編

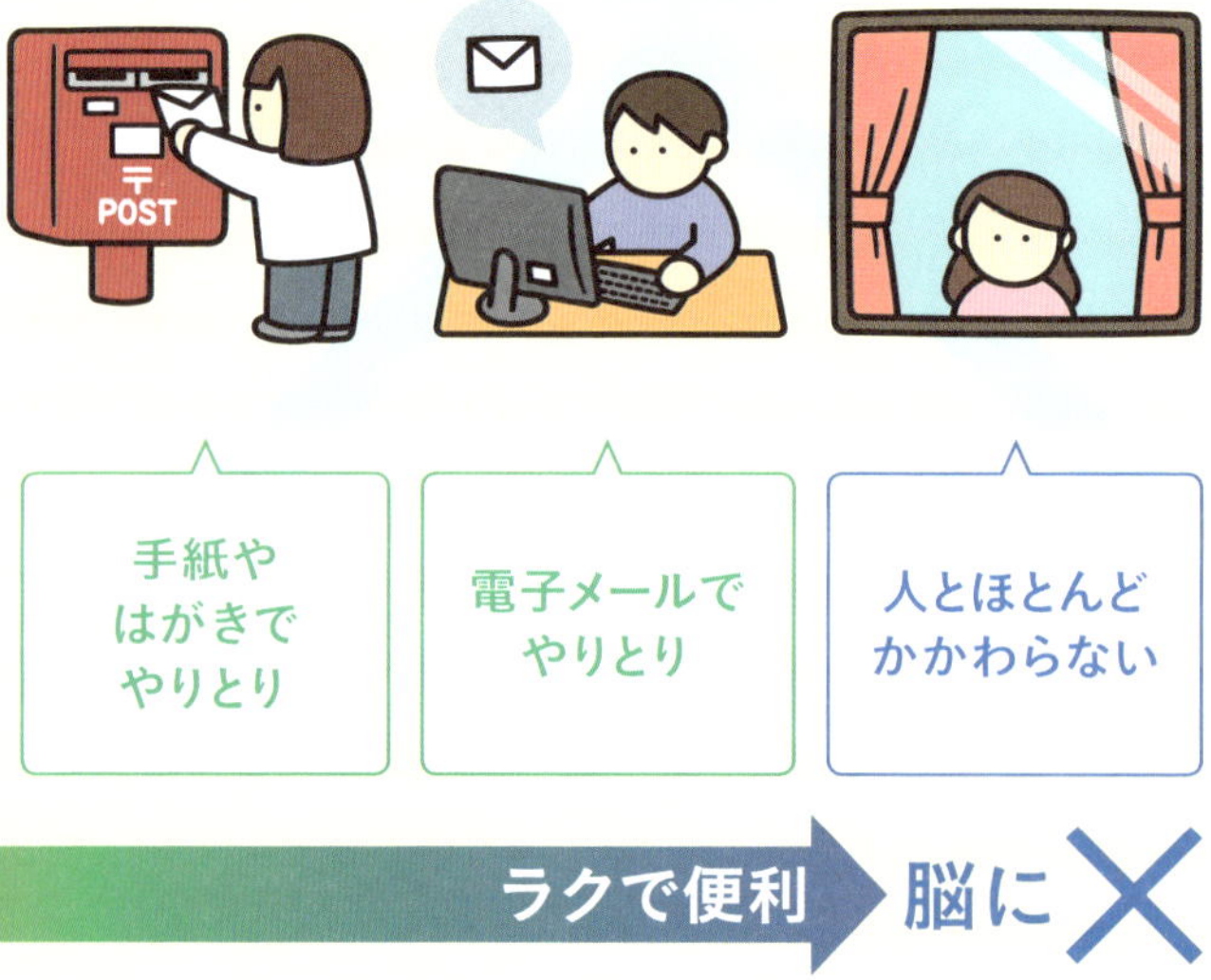

手紙や
はがきで
やりとり
電子メールで
やりとり
人とほとんど
かかわらない
ラクで便利
脳に×

人とのつき合いは、ときに生きていく支えになる一方で、とてもやっかいなものとも言えるかもしれません。そして、最もやっかいなコミュニケーション法は、相手と直接会って話をすることでしょう。

普通のことといえば普通のことなのですが、携帯電話やパソコンの普及により、人と人が相対して対話するというこのやっかいな機会は、確実に減っていますね。電子メールや手紙、電話のやりとりでも、相手のことを考えることが欠かせませんが、直接の対話の比ではありませ

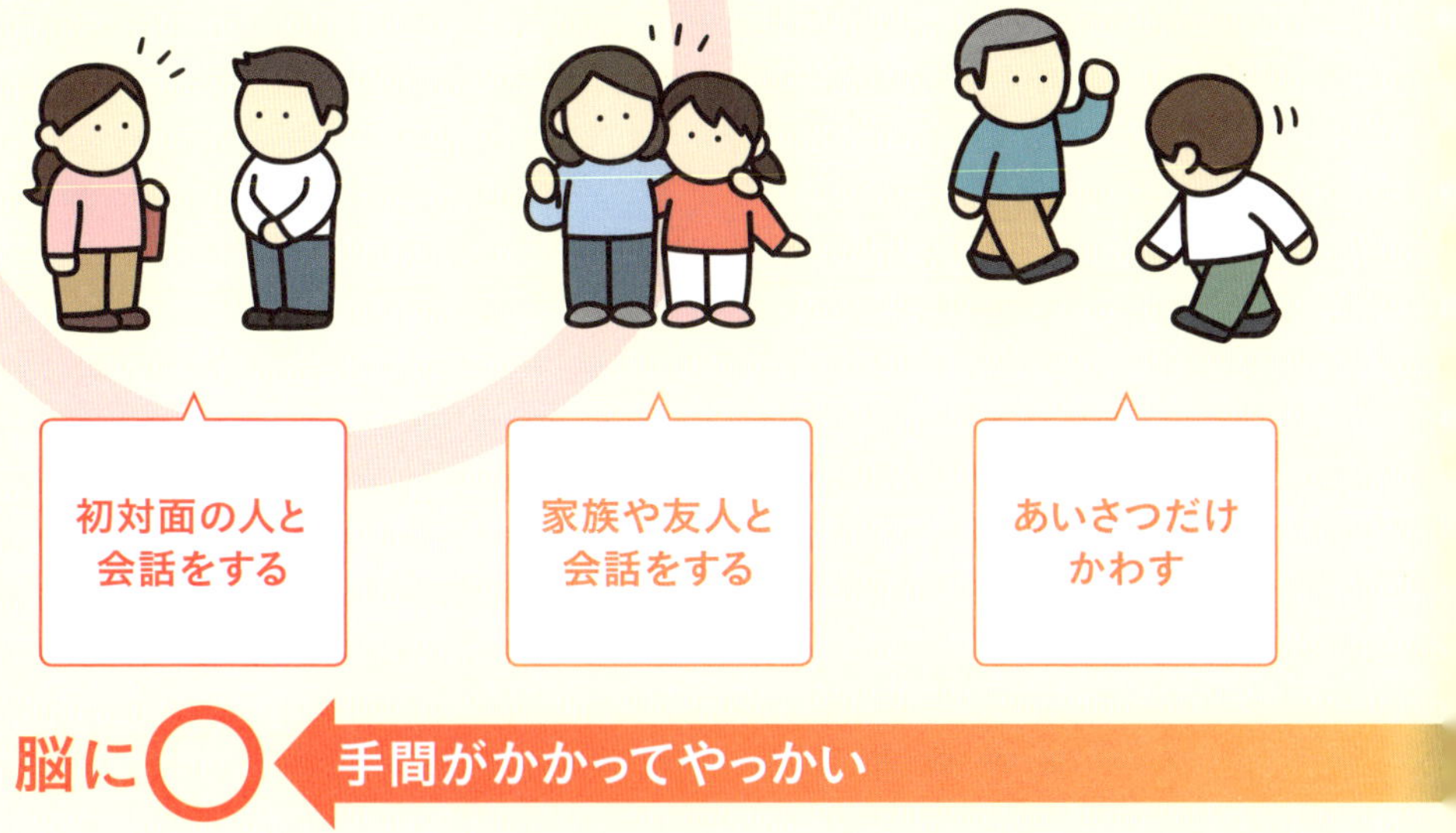
初対面の人と
会話をする
家族や友人と
会話をする
あいさつだけ
かわす
脳に○
手間がかかってやっかい

ん。その分、脳トレの機会も失われているわけです。

対話をする場面では、相手がおかれている状況や立場を考えたり、表情や声の調子をうかがって、気持ちを想像しながら、同時進行で自分の気持ちを言葉にして届ける必要があります。ときには、相手だけでなく対話をしている場所（環境）のことも考えて、言葉を選んだり声の大きさやトーンを、調整しなくてはなりません。同時にやることがたくさんあるということは、それだけ脳を複雑に「使う」ということです。

無理のない範囲で、少しずつ「やっかい」なほうを選んでいけるといいですね。

脳に〇
脳に×

移動編

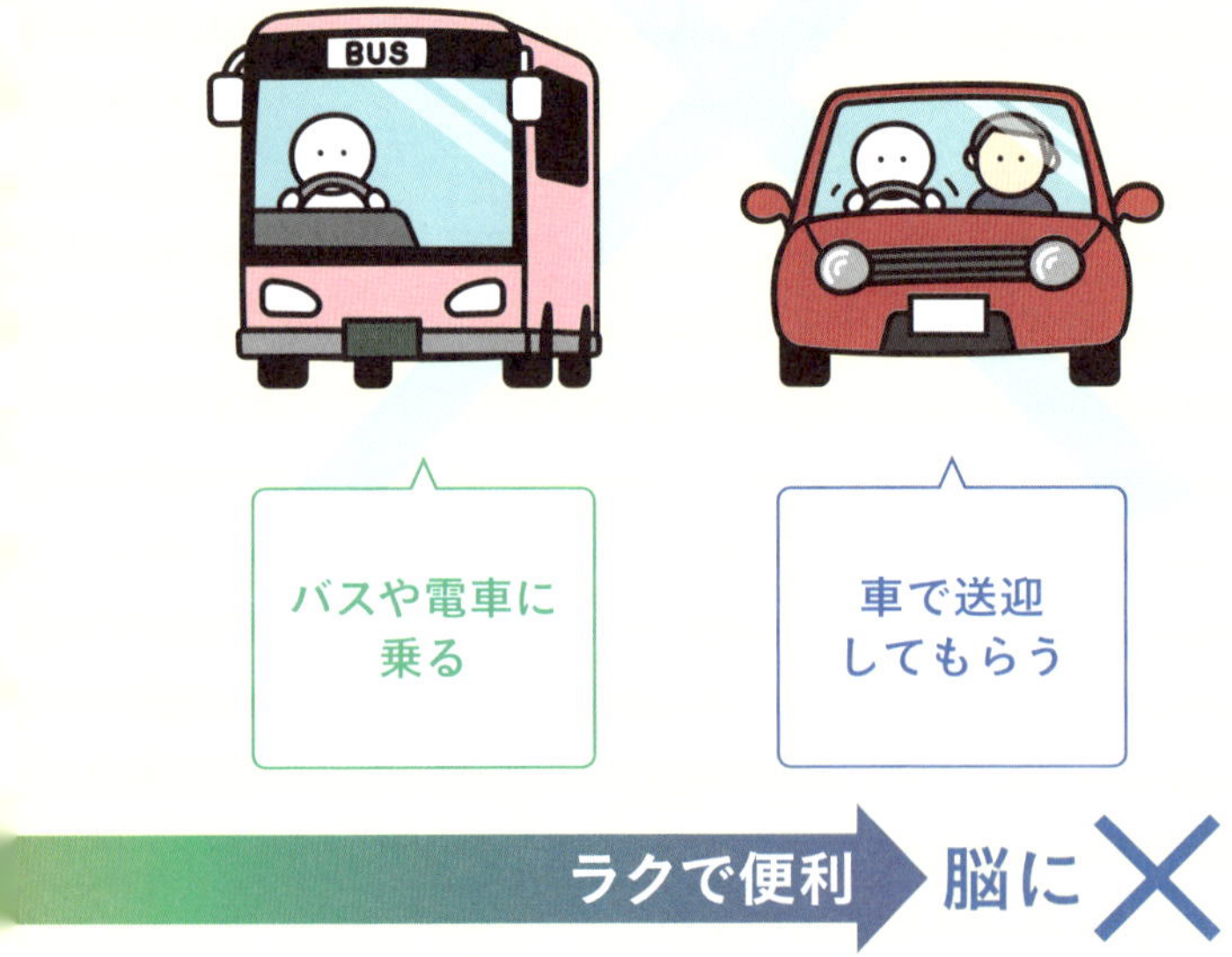

健康状態によって、選択肢が限られるという場合もあると思います。自分の意思で移動手段を決定できる方は、移動にかける手間を再考してみましょう。

例えば、自宅から最寄駅までの移動。頭の体操のためには、よほどの距離でなければ、徒歩を選びたいところです。歩くと五感が刺激されるほか、どこの角を曲がるとか、道路標識の意味を考えるとか、脳のさまざまな機能が自然と働きます。

人とのコミュニケーションが必要にな

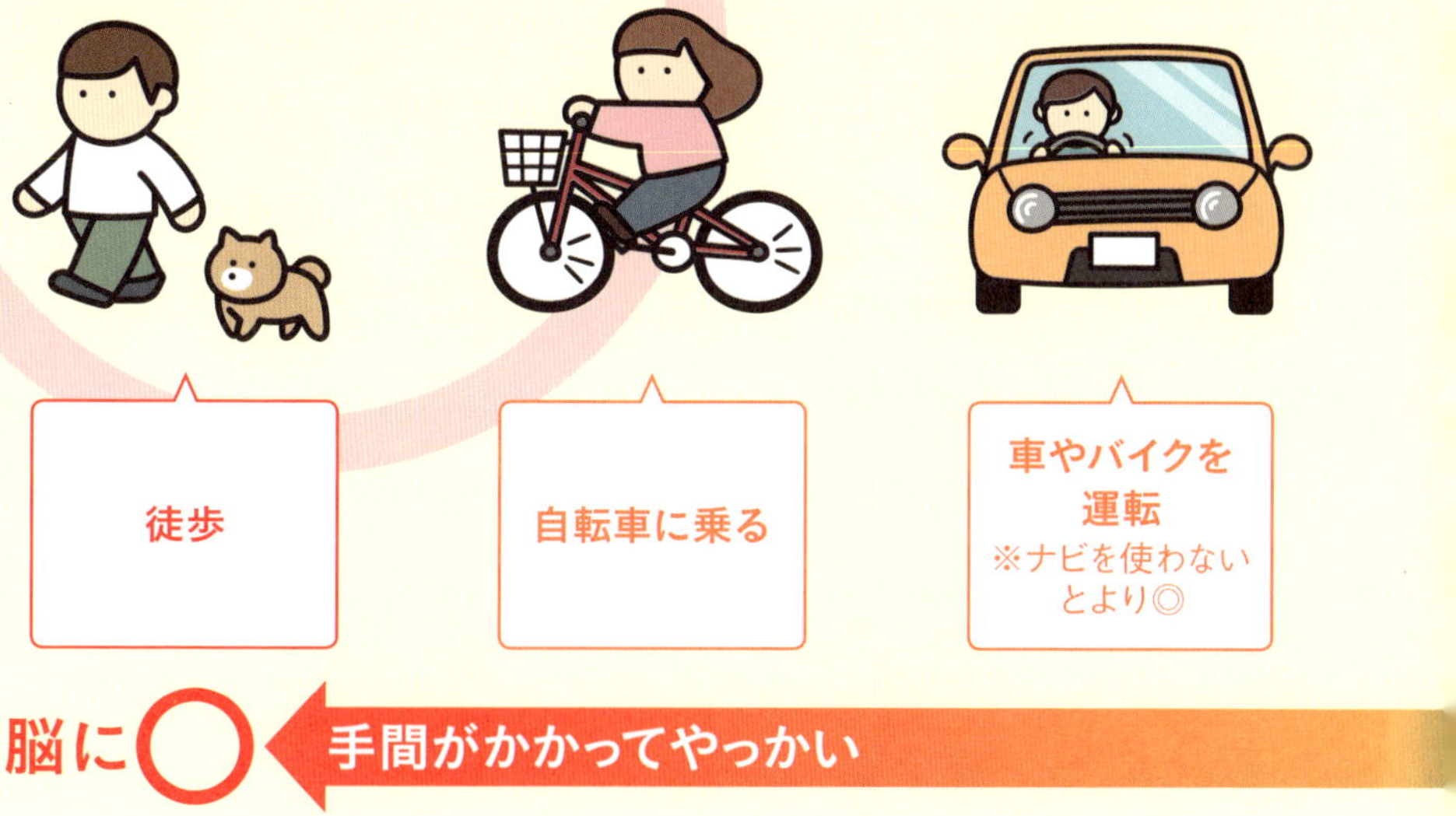
徒歩
自転車に乗る
車やバイクを運転
※ナビを使わないとより◎
脳に○
手間がかかってやっかい

る場面に出くわしたり、何時に出発して何時に到着して、何分の電車に乗るという、料理やそうじで出てきた「段取り」を考える手間も増えるでしょう。すでに第1章でお伝えしている通り、有酸素運動が脳にいい影響を与えるという話も、徒歩をおすすめする理由の1つです。

もしも今、誰かに車での送迎をお願いしているなら電車やバスで移動する、自転車を使っているのなら徒歩に切り替えるなど、今よりも一段だけめんどうな方法を選ぶことからはじめてみましょう。

週2回の電車利用のうち「1回は自転車、1回は徒歩」というふうに、より細かく段階を踏むのもいい判断だと思います。

脳老化の2巨頭は「テレビ」と「スマホ」

ラクで便利な生活を象徴しているのが、テレビとスマートフォン（スマホ）です。毎日の情報源としてよく利用しているという場合、注意が必要です。本書読者の皆さんは、世代的にスマホよりテレビのほうが、ピンとくるかもしれませんね。

私たち研究チームは、テレビを見ているときに脳のどこが活動するか、計測する実験を行いました。視聴中、主に働いていたのは視覚にかかわる「後頭葉」と聴覚にかかわる「側頭葉」でした。つまり、テレビを見ているとき、脳は「見ること」と「聞くこと」にばかり使われていたのです。同時に、ものを考えるときに働く前頭前野の血流は低下。働きに抑制がかかり、リラックスした状態になっていました。

一方、スマホに関しては、子どもを対象としたデータしかまだありませんが、テレビを見ているときと同じ状態になるということがわかっています。

「リラックス」と聞くと、いいことのように思えますね。脳にも休息は必要ですから、働きをゆるめること自体は悪いことではありません。

しかし、発達段階にある子どもの脳を3年間にわたって追跡調査を行った結果、テレビの視聴時間が長いほど、言語性知能指数の発達が悪くなることがわかりました。脳のＭＲＩ画像を見ても、視聴時間の長さに比例して、大脳皮質の発達も悪かったのです。

対象を大人に変えても、脳によいことは何も起こっていません。第1章でもお伝えしたとおり、**テレビを視聴する時間が長い高齢者ほど、認知機能が低いということが、研究によって明らかになっています。**また、統計的にアルツハイマー型認知症になるリスクが高くなることも、わかっているのです。

テレビもスマホも、1日1時間くらいの利用であれば、大きな問題になりにくいことは、わかっています。どちらも「ほどほどに」を心がけてください。

食事管理も「脳トレ」のうち

脳のなかには、たくさんの神経細胞があります。神経細胞から神経細胞へと電気信号を伝えることで、ものを考えたり体を動かしたりしているわけです。

神経細胞がエネルギーとして使うのは、ブドウ糖のみ。ブドウ糖はデンプンを消化してつくられる栄養素です。脳を働かせるためには、デンプンを多く含むごはんやパンなどの主食をきちんと食べることが必要です。そして、細胞がブドウ糖を使うためには、ビタミンB1、クロム、リジン、アルファリポ酸などの補助栄養素が欠かせません。それらはおかずを含めた1日3食をバランスよく食べることで、摂取することができます。そうして、ようやく脳は全力を出すことができるようになるのです。

そして、3食のなかでも、特に重要視したいのが「朝ごはん」です。

子どもたちの認知機能検査を実施した際、朝ごはんのおかずの数との関係性を調べたところ、「朝ごはんのおかずの数が多いほど発達指数は高く、少ないほど低い」ということがわかりました。テレビとスマホの話と同じように、子どもの脳によいことが、大人の脳に悪いはずがありませんね。

睡眠不足で認知症リスクが上がる⁉

私たちの体の細胞には「ミトコンドリア」と呼ばれる物質があります。酸素とブドウ糖をエネルギー源として、細胞が活動するための力をつくり出す、発電所のようなものです。ミトコンドリアは夜更かしをすると、その働きを低下させます。つまり、脳の細胞も含めて、体のすべての細胞で〝発電〟がうまくいかなくなるということに。

睡眠が不足すると、人間の脳は細胞レベルで異常な状態に陥ってしまうのです。

一方、早寝習慣のある子どもは、言語のテストや空間的な情報処理の能力テストで成績が高い傾向にあり、睡眠時間が長い子どもは、記憶力や作業力、図形処理能力のテスト、空間的な情報処理のテストでいずれも好成績であることが明らかになっています。脳のＭＲＩ画像の分析からも、十分な睡眠で、学習や記憶に強くかかわる「海馬」の体積が増えることがわかりました。

海馬の体積が小さいほど、ストレスやうつ病、高齢者でのアルツハイマー型認知症の傾向が強くなるという報告もあります。機能維持の観点からも、早寝早起きで良質な睡眠時間を確保することを心がけていきたいですね。

あとがき

歳を重ねるたびに脳を「成長」させる

「高齢化社会」から「超高齢化社会」に名を変えて、どれほどの時間がたったのでしょうか。それでもなお、今でも日本の人口に対する高齢者の割合は、まだまだ増え続けています。

政府の予想では、2度目の東京オリンピックが開催される2020年には30％を超え、30年後の2050年には40％を超えるとのことです。高齢者が、ますますあふれかえる時代がやってくるわけです。

かといって、年金制度や高齢者向け施設といった生活保障の面が、誰もが安心して暮らしていけるほど充実していくのかというと、不安が残ります。

そのような現実を目の当たりにして改めて思うことは、80代になっても90代になっても、自分の力で生きていけることに勝るものはないということです。

私たちは加齢や高齢と聞くと、どうしても衰えていくイメージばかりをもってしまいます。「アンチエイジング」なんていう言葉もあるように、歳をとること自体を後ろ向きに考えてしまうのです。

けれど、少し視点を変えることで、歳を重ねることとは「歴史を築きあげること」と、とらえることができる。決して悪いことばかりじゃないんだと、もっと多くの人たちに気づいてほしいと思っています。

10歳の子どもが20歳になるのも、50代の大人が60代になるのも、同じ10年間のつみ重ねです。70代から80代になるのも、そう。いくつになっても同じように、重ねた月日を前向きに考えて、成長を喜んでいきたいですよね。

10年間の心身の変化を「衰え」ではなく「成長」と感じられるようにするためには、頭の体操と体の運動と生活習慣の見直しが不可欠です。脳も体も、いくつになっても鍛えられるし、やればやるだけ応えてくれます。生活習慣を整えると、荒れてしまいがちな心も自然と整ってくるものです。

加齢による現象は、ちょっとした努力で食い止めることができるのです。
すべてを歳のせいにして、自分自身のなかにある可能性を、どうかあきらめないでください。

川島隆太

川島隆太（かわしま・りゅうた）
東北大学加齢医学研究所 所長
スマート・エイジング学際重点研究センター長
東北大学大学院医学研究科修了、スウェーデン王国カロリンスカ研究所、東北大学加齢医学研究所助手、講師、教授を経て、2014 年より同研究所所長。
任天堂 DS ゲームソフト「脳を鍛える大人の DS トレーニング」、学習療法を応用した『川島隆太教授の脳を鍛える大人の音読ドリル』シリーズ（くもん出版）などで一躍時の人に。人の脳活動のしくみを研究する「脳機能イメージング」のパイオニアであり、脳機能開発研究の国内第一人者。研究で得た知見を産学連携に応用、その実績から総務大臣表彰、文部科学大臣表彰。『頭のよい子に育てるために３歳から15歳のあいだに今すぐ絶対やるべきこと』（小社）、『スマホが学力を破壊する』（集英社新書）など著書多数。

アチーブメント出版
[twitter]
@ achibook
[facebook]
http://www.facebook.com/achibook
[Instagram]
achievementpublishing

認知症の脳もよみがえる
頭の体操

2018年（平成30年）4月30日　第1刷発行
2018年（平成30年）9月19日　第8刷発行

著者　川島隆太
発行者　青木仁志
発行所　アチーブメント出版株式会社
〒141-0031 東京都品川区西五反田2-19-2
荒久ビル4F
TEL 03-5719-5503 ／ FAX 03-5719-5513
http://www.achibook.co.jp

装丁・本文DTP　FANTAGRAPH　河南祐介　五味聡　塚本望来
イラスト　うてのての
校正　株式会社ぷれす
編集協力　鈴木彩乃
印刷・製本　株式会社光邦

ISBN 978-4-86643-026-3